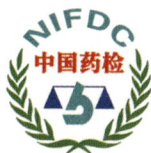

NIFDC
中国药检

科学检验精神丛书

为民 · 求是 · 严谨 · 创新

Serving   Seeking   Scientific   Innovation
the Public   Truth   Attitude

创新圆梦

——检验创新恒久远

中国食品药品检定研究院　组织编写
李云龙　总主编
郑彦云　主　编

中国医药科技出版社

内容提要

本书是《科学检验精神丛书》之《创新篇》。囊括了当前我国食品药品检验创新的理论思考和丰富实践，凝聚了全国食品药品检验工作者的智慧和力量。《创新篇》立足科学检验精神，以创新理论为框架，结合"中国药检"60年的检验创新实践，将"检验创新"的概念贯穿始终，按照由实践总结出理论，再以理论指导实践的思路，从"检验创新"到"创新检验"再回归到"检验创新"，重点阐述了检验创新的实质与内涵、重要性与必要性、组成与路径、保障与管理以及对未来创建检验创新发展趋势的展望。

图书在版编目（CIP）数据

创新圆梦——检验创新恒久远 / 郑彦云主编 . — 北京：中国医药科技出版社，2015.6

（科学检验精神丛书 / 李云龙主编）

ISBN 978-7-5067-7344-7

Ⅰ . ①创… Ⅱ . ①郑… Ⅲ . ①食品检验—研究—中国 ②药品检定—研究—中国 Ⅳ . ① TS207.3 ② R927.1

中国版本图书馆 CIP 数据核字（2015）第 054554 号

美术编辑 陈君杞

版式设计 锋尚设计

出版 中国医药科技出版社

地址 北京市海淀区文慧园北路甲 22 号

邮编 100082

电话 发行：010-62227427 邮购：010-62236938

网址 www.cmstp.com

规格 787×1092mm ¹/₁₆

印张 18¹/₂

字数 198 千字

版次 2015 年 6 月第 1 版

印次 2015 年 6 月第 1 次印刷

印刷 北京盛通印刷股份有限公司

经销 全国各地新华书店

书号 ISBN 978-7-5067-7344-7

定价 79.00 元

本社图书如存在印装质量问题请与本社联系调换

《创新圆梦——检验创新恒久远》编委会

食品药品安全是人命关天的事，是天大的事。食品药品安全状况综合反映公众生活质量，事关人民群众身体健康和生命安全，事关社会和谐稳定。党的十八大以来，以习近平同志为总书记的党中央高度重视食品药品安全监管工作，把民生工作和社会治理作为社会建设两大根本任务，大力推进食品药品安全监管体制机制改革。十八届三中、四中全会将食品药品安全纳入了"公共安全体系"，改革多头管理格局，建立完善统一权威的食品药品安全监管体系，建立最严格的覆盖全过程的监管制度。全面深化改革、全面推进依法治国、进一步促进国家治理体系现代化，这些都对食品药品监管工作提出了新的要求。我们要清楚认识当前食品药品安全基础仍然薄弱、新旧风险交织的客观现实，同时，我国食品药品监管事业亦正面临难得的历史发展机遇期。

食品药品检验是食品药品监管至关重要的技术支撑力量，是保证食品药品安全的极其重要的最后一道防线。全国食品药品检验系统广大干部职工，60年励精图治、艰苦奋斗、无私奉献，充分发挥技术支持、技术监督、技术保障和技术服务作用，为保障人民群众饮食用药安全做出突出贡献，全系统也逐渐形成、沉淀和凝结了极其宝贵的精神财富和现代化专业能力。"中国药检"品牌已在国内外形成良好影响和认可。

作为全国食品药品检验领域的"领头羊"，中国食品药品检定研究院带领全国系统总结60年发展历程，归纳提出"为民、求是、严谨、创新"

的科学检验精神。食品药品科学检验精神是社会主义核心价值观在食品药品检验领域的职业体现和生动实践。中国食品药品检定研究院组织全国系统编写《科学检验精神丛书》（简称《丛书》），这是对食品药品科学检验精神的诠释与挖掘。《丛书》集思想性、实践性、知识性和趣味性于一体，是一部理论与实践相结合，历史与现实、未来相呼应，可读性较强的系列丛书，对进一步推动我国食品药品检验事业持续健康发展具有引领和指导作用。

　　《丛书》的编写出版十分难得，是我国食品药品检验领域的一件大事。希望全国食品药品检验工作者，努力践行科学检验精神，使之贯穿于检验工作全过程各个环节，并在实践中不断丰富和发展，为我国食品药品安全做出新的更大的贡献！愿《丛书》的出版，对于食品药品检验机构及其科技工作者，乃至关心和期盼饮食用药安全的公众及社会各界，都具有一定的指导意义和参考价值。

中国工程院院士

2014年12月

　　科学检验精神的总结提出，是中国食品药品检定研究院（以下简称中检院）及全国食品药品检验系统集体智慧的结晶。

　　经过60多年发展与进步，我国食品药品检验机构的检验检测能力和水平不断提高，有力支撑了食品药品监管事业的持续健康发展，为保障公众饮食用药安全做出了突出贡献。在这一过程中，各级检验机构，一代又一代检验工作者艰苦奋斗、励精图治、无私奉献，凝聚了丰富而宝贵的经验，沉积了优良传统和优秀品质。确立科学检验精神就是对这些宝贵经验的总结与提炼，对这些优良传统和优秀品质的继承与升华，以引领和激励我国食品药品检验事业适应新形势的要求，不断推动其持续、健康和科学发展。

　　"为民"是科学检验精神的核心；"求是"是科学检验精神的本质；"严谨"是科学检验精神的品格；"创新"是科学检验精神的灵魂。科学检验精神的要义是立足科学，着眼检验，突出精神。它是在检验检测实践中，以科学为准则所形成的共同信念、价值标准和行为规范的总称；是科学精神的职业体现和表现形式，是从事食品药品检验的机构及其检验工作者在长期履职实践中形成的一种行业文化。科学检验精神是"中国药检"文化建设的内核。是食品药品科学监管理念的丰富与发展，更是体现时代精神、符合检验行业特点的核心价值观，是社会主义核心价值观的职业体现和生动实践。

科学检验精神的形成与探索大体经历了以下三个阶段。

第一阶段 总结提出

从2008年开始，在中检院前身原中国药品生物制品检定所的带领和推动下，全国药品检验系统对检验理念和发展思路展开了深入思考和讨论。2010年10月组织发起了科学检验理念研究的征文活动。2011年中期，中检院在前期征文的基础上组织系统内外专家对科学检验精神进行了集中研究，基本确定了科学检验精神的表述及其内涵。2011年12月，在"2012年全国食品药品医疗器械检验工作电视电话会议"上，正式提出了《确立科学检验精神，引领食品药品检验事业科学发展》的要求，并在2012年第六期《求是》杂志上发表了署名文章。

第二阶段 科学研究

2012年7月，中检院《学科带头人培养基金》予以立项，最终确定了29个子课题。而后动员全国食品药品检验系统对科学检验精神开展了进一步的研究探索。系统内外共有53个单位，300多人次参加了研究。课题于2014年初全部通过验收。期间，我应邀在检验及食品药品监管系统相关单位多次作了《科学检验精神要点解析》的报告，结合实际对科学检验精神作了深入浅出的解读和阐释，用以推动对科学检验精神的进一步理解和践行。

第三阶段 著书立说

为了梳理和总结相关研究成果，推动科学检验精神的不断丰富与完善，2014年年初开始，中检院组织全国系统相关单位编写《科学检验精神丛书》(简称《丛书》)。《丛书》分《为民篇》《求是篇》《严谨篇》《创新篇》4个分册。并采取申报和竞争择优的方式，确定深圳市药品检验所、天津市药品检验所、江西省药品检验检测研究院和广东省医疗器械质量监督检验所四个单位为分册主编单位。并有青海省食品药品检验所、总后卫生部药品仪器检验所和中共青海省委党校、江西省卫生和计划生育委员会等25个单位52人共同参与了编写工作。

科学检验精神来源于实践，引领实践，并在实践中接受检验。它的活力和生命力就在于在检验检测的实践中不断完善、丰富与发展。虽然全国食品药品检验系统，尤其是主持和参与《丛书》编写同仁们为此付出了艰辛而创造性的劳动与努力，做出了历史性的贡献。但科学检验精神的探索和实践"永远在路上"。由于水平有限，《丛书》阐述的内容会有不当和疏漏之处，有待修订再版时补充完善。诚恳地希望《丛书》的出版，能够为我国食品药品检验领域理念和实践创新提供有价值的思路；能够为我国食品药品检验事业可持续发展提供思想动力、精神力量和智力支持；能够用科学检验精神进一步凝聚"中国药检"的品牌力量；能够为"中国药检"理念走向世界奠定基础、创造条件。为保障公众饮食用药安全乃至全人类的健康事业做出新的更大的贡献！

李云龙

2014年12月

目　录

第 一 章

检验创新的实质与内涵

导　读

　　21世纪是属于创新的世纪，创新代表了时代精神的物华天宝，创新是时代进步的生命之源。当今世界，创新无疑是经济社会发展的核心主题与决定性力量。从宏观国家层面，到行业组织架构，再到微观的个体单元，不论政府行政监管部门还是企事业单位，面对错综复杂的人文环境和激烈竞争的社会生态，只有通过不断创新，获得持续发展竞争力，才能在竞争中获得生存与进步。对于检验系统而言同样如此。面对时下炙手可热、人云亦云的所谓创新，我们如何深刻理解与全面把握？怎样赋予创新以时代烙印与生命力，而非仅仅停留在口头上，抑或在片面的理论上，这是需要学习与研究的重要课题。关键在于明确创新在检验工作中的实质与内涵，理解什么是检验创新，把握如何进行检验创新！

第一节 检验创新的基本认知

1. 创新的大舞台——理解创新的综合性视角

• 创新的夙世因缘

创新概念经历了一个内涵不断丰富、视域逐步扩展、层次依次提升的过程。从思想史的角度看，亚当·斯密在其著名的《国富论》中就初步探讨了市场经济主体的创新意识。马克思在《资本论》中也研究了近代资本主义兴起时期的科技创新实践活动，包括以蒸汽机为代表的技术创新，以流体力学为代表的科学创新和从手工作坊向大机器工业转变的制度创新，开辟了创新研究的先河。

创新成为一种理论则是20世纪初的事情。1911年，哈佛大学教授约瑟夫·熊彼特（Joseph Alois Schumpeter）在德文版的《经济发展理论》中提出了关于经济增长非均衡变化的思想，第一次从经济学角度系统地提出了创新理论，定义了创新的概念。他认为创新是一个经济范畴而非技术范畴。创新不仅是指科技上的发明创造，更是把已发明的科技引入企业之中，形成新的生产力。也就是说，"创新"是建立一种新的生产函数，将生产要素和生产条件的新组合引入生产体系，目的是为了获取潜在的利润。创新包括五种情况：创造一种新的产品；采

> **小贴士　创 新**
>
> 创新（Innovation）一词由来已久，古已有之。"革，去故也；鼎，取新也"就是《易经》中创新达变思想的丰富与深刻的体现。创，原意是刀割、破除的意思；新，原意为变革、变化。创新，即为不破不立。在英语中"创新"起源于拉丁语"Innovare"，意思是更新、制造新事物或者改变。

用一种新的生产方法或新的工艺过程；开辟一个新的市场；取得或控制原材料或半成品的一种新的来源；实现任何一种新的产业组织方式或企业重组。以此为基础的技术创新理论在20世纪50年代后，随着新科技革命和发展浪潮的突飞猛进而不断完善成熟。

• 多领域新视角看创新

创新不仅是一个经济学概念。在管理学领域，美国学者德鲁克在《创新与企业家精神》等书中提出并阐明了"创新是给予资源以新的创造财富能力的行动，创新使资源变成真正的资源"的思想，把创新视为连续不断的社会普遍变革行为，他认为创新是一门学科、一种学术或者一项实践，由此开启了管理学领域的创新研究。

大师的理论不愧为真知灼见，时至21世纪的今天，仍然有无数人对此顶礼膜拜。然而，随着时代的发展，创新俨然如阳光、空气和水，无处不在，渗透到生活工作文化技术各个领域的方方面面。创新是软实

小贴士　　创新的鼻祖——约瑟夫·熊彼特

约瑟夫·熊彼特（Joseph Alois Schumpeter 1883~1950），是一位有深远影响的地利政治经济学家，由于早期参加过庞巴维克的研讨班，其学术主张可以看出受到奥地利学派的影响。其后（1932年）移居美国，一直任教于哈佛大学，曾于1948~1949年任"美国经济学会"会长，提出了如"景气循环"和"资本主义的创造性破坏"等经典理论。

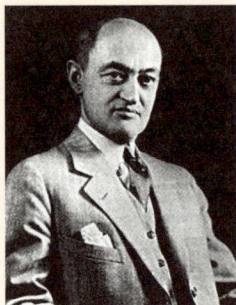

约瑟夫·熊彼特

力，也可以说是一门技术活。创新是一只马前卒，也可以说是一位奇幻灵魂干将。创新已经成为21世纪的一种新常态。

在现代社会学中，创新是指人们为了发展的需要，运用已知的信息，不断突破常规，发现或产生某种新颖、独特的有社会价值或个人价值的新事物、新思想的活动。创新的本质是突破，即突破旧的思维定式，旧的常规戒律。创新活动的核心是"新"，它或者是产品的结构、性能和外部特征的变革，或者是造型设计、内容的表现形式和手段的创造，或者是内涵的丰富和完善等等。

虽然我们无法给创新一个完整准确的定义，却可以从创新在经济学、管理学、社会学、政治学、伦理学、哲学等诸多学科的研究内容中探索其概念，抓住其核心，看清其轮廓。同样，随着社会历史的发展，"创新"概念的内涵和外延都在发生越来越深刻的变化：现代创新包括理论创新、科技创新、制度创新、管理创新和文化创新等社会生活各个

小贴士 **现代管理学之父——彼得·德鲁克**

彼得·德鲁克（Peter F·Drucker，1909～2005），在管理学界是受人尊敬的思想大师，他一生共著书39本，在《哈佛商业评论》发表文章30余篇，被誉为"现代管理学之父"。德鲁克的代表著作有：《德鲁克论管理》《21世纪的管理挑战》《九十年代的管理》等，影响了数代追求创新以及最佳管理实践的学者和企业家们，各类商业管理课程也都深受彼得·德鲁克思想的影响。

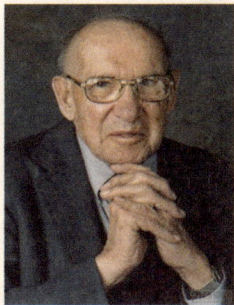

彼得·德鲁克

领域的创新，以广泛自然科学、社会科学为领域的创新，由包括国家主体、组织主体、个人主体在内的行业、企业、社会组织、国际组织甚至是人类主体的全面的系统化的创新，创新更具自觉性、更频繁、更大规模。

● 新世纪的创新大舞台

科技是国家强盛之基，创新是民族进步之魂。自古以来，科学技术就以不可逆转、不可抗拒的力量推动着人类社会向前发展。进入21世纪，新一轮科技革命和产业变革正在孕育兴起，全球科技创新呈现出新的发展态势和特征，创新战略竞争在综合国力竞争中的地位日益重要。可以说21世纪是属于创新的世纪，创新代表了时代精神的物华天宝，是时代进步的生命之源。在新世纪的大舞台上，创新既是引领风骚的璀璨明珠，又是支撑发展的中流砥柱。创新无处不在、无所不能，创新实实在在地正在成就我们的未来。

创新无处不在。不论是苹果ipod打败sony随身听，还是星巴克颠覆传统获得成功，又或者是亚马逊依靠流程创新成为行业巨头，我们在现代社会每一次的成功与进步背后都可以找到创新的影子。同样，不论是彼得·德鲁克、克里斯·坦森、赛斯·高汀还是吴贵生等中外管理学家的最新管理学论著都包含了对创新理论浓墨重彩的论述，从某种程度上，可以说现代管理学就是创新管理学。更为突出的是现代社会基本上每一个组织与团队都在高喊创新的口号，以创新为招牌凸显自我与众不同的特质，越来越多的人开始关注创新、研究创新以至运用创新。毫无疑问，创新已然无处不在，我们不再陌生也无法回避，唯有去读懂创新、把握创新、运用创新。

创新无所不能。IBM曾对1500名CEO进行"领导能力"的调查，结果显示，创造力在未来领导能力中位于榜首，彰显了创新能力的重要。不仅是对个人，创新更是每个组织首要的战略考虑，是保证组织竞争优势的核心要素，同时创新是行业发展的生命之源，是革新产业、创造社会财富的根本动力。对于国家来说，当今之世，科技创新能力成为国家实力最关键的体现。在经济全球化时代，一个国家具有较强的科技创新能力，就能在世界产业分工链条中处于高端位置，就能创造激活国家经济的新产业，就能拥有重要的自主知识产权而引领社会的发展。总之，科技创新能力是当今社会活力的标志，是国家发展的关键节点，是保持国家科技领先的金钥匙。提高科技创新能力是一活百活的"上帝之手"。创新在历史长河与社会变革前进中的积极意义不言而喻，只有坚持创新才能永续发展。

创新成就未来。研究表明，现代社会创新供给的速率远远赶不上创新需求的增长，创新实践与创新需求之间的差距赋予我们创新的空间，只有不断加速创新实践，满足创新需求才能成就未来的发展。然而，创新不仅是灵光一闪的眼前一亮，它更是系统的丰硕果实，创新将如何改变我们的未来？于千变万化的创新中，我们需要把握的核心要素，保持持续创新的秘诀在于着眼未来。着眼未来，唯有创新，一切皆有可能。

2. 创新的新领悟——从创新检验到检验创新

我国食品药品检验机构是国家行政监督管理部门确定设立的，检验范围主要包括食品、药品、保健品、化妆品及医疗器械在内的"四品一械"。保持实事求是、与时俱进的精神状态，以创新不断推动检验事业科学发展，是食品药品检验机构履行职能、做好工作的永恒主题。

检验创新基于常规检验，是围绕技术监督检验所开展的创造性劳

检 验

检验（Inspection）是对实体的一个或多个特性进行测量、检查、试验和度量，并将其结果与规定的要求和标准进行比较，以确定每项特性的合格情况所进行活动的过程。

动，是创新在检验领域的具体体现与生动实践。检验创新是常规检验的总结与升华。从常规检验到检验创新是量变到质变的飞跃，是创新的新领悟。是检验过程中积累与探索经验的总结与提升。它是由检验工作性质所决定的。食品药品检验机构是政府公共服务平台的重要组成部分，肩负着"四品一械"质量把关、市场准入、标准制定等重要技术工作。同时，它对于引领产业的技术创新和质量提升，促进食品医药经济的健康、可持续发展具有重要的促进作用。因此，检验机构适应监管与发展的需要，必须要在检验思路、检验方法、检验管理、检验服务等方面不断创新。

更重要的是，检验创新是改革发展的必然要求。随着科技日新月异，新产品不断涌现，世界范围的制假售假、违规生产、非法添加和高科技造假犯罪等手段层出不穷，经济一体化、贸易全球化带来的技术壁

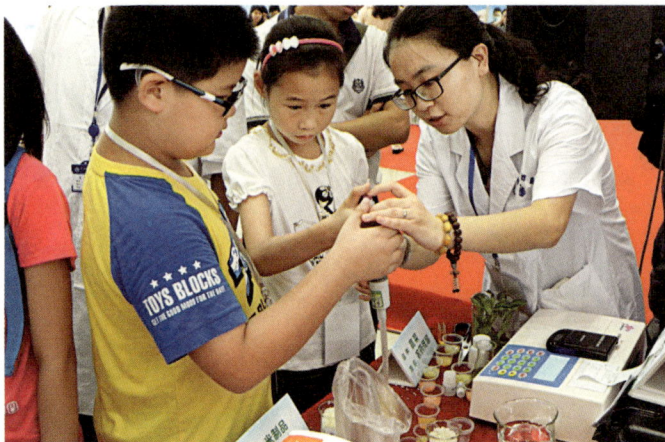

广东省食品检验机构开放日活动现场，检验工作者在讲授食品药品检验方法和检验流程

垒也日益增多。产品质量安全处于风险高发期和矛盾凸显期。尤其是食品药品质量安全监管形势复杂严峻。这就要求食品药品检验机构必须适应形势发展的需要，不断进行自我提高和完善，以满足人民群众日益提高的安全需求。特别是党的十八大将科技创新提到了国家发展全局的核心地位，提出"以全球视野谋划和推动创新"。食品药品安全一头连着民生，一头连着发展，食品药品检验机构作为保障公众饮食用药用械安全的重要技术支撑部门，唯有检验创新才是顺应改革发展的大趋势，才能更好地为人民群众健康安全保驾护航。

3. 创新的新脉络——检验创新的定位与延展

检验创新是创新在检验领域的具体实践，理解检验创新的定位与延展，关键在于理解检验的范畴。鉴于检验具有理念、知识、技术、管理、服务等特性，检验创新既是理论创新、科技创新、管理创新、服务创新等的统一体，又可以按其特性分为科学创新、技术创新、管理创新、服务创新等一枝独秀。不同类别的创新既有联系，又有区别，彼此相辅相成，遥相呼应。

- **理论创新是检验工作发展的指南**

检验理论创新是人们发挥主观意识的能动性和创造性，在不断发展变化的检验领域中，把握其发展的规律性，进行相应创造的理性过程，是体现检验领域世界观、方法论和价值观的创新。检验理论创新可以凝聚动员、群策群力、有理有据、有章可循，指导检验创新实践的顺利开展，帮助塑造检验创新的精神信仰。

- **技术创新是检验工作发展的动力**

检验技术创新的核心内容是检验领域科学技术的发明和创造的价值实现，其直接结果是推动检验领域科学技术进步与应用创新的良性互动，提高技术检验效能，体现检验检测在社会和经济活动中的权威价值，促进行业快速发展和社会和谐稳定。

- **管理创新是检验工作发展的保障**

检验管理创新既包括宏观管理层面上的创新——检验体制创新，也包括微观管理层面上的创新。其核心内容是科技引领的检验管理变革，其直接结果是激发人们的创造性和积极性，促使所有检验资源的合理配置、高效利用，最终推动检验领域的发展与进步。

- **服务创新是检验工作发展的目标**

检验服务创新就是使客户（包括政府监管部门、企业与公众）感受到不同于从前的崭新内容；是指新的设想、新的技术手段转变成新的或者改进的服务方式。检验服务创新是检验发展的体现，是检验系统客观存在及其服务价值观的反馈。

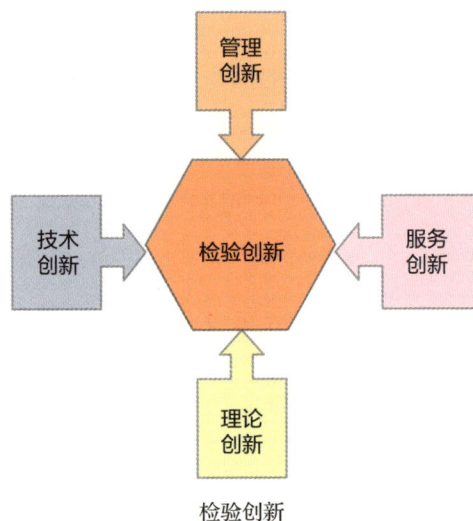

检验创新

第二节 检验创新的基本要义

1. 科学检验精神对创新的诠释

科学检验精神

科学检验精神是科学精神的一种体现和表现形式，可以凝练为"为民、求是、严谨、创新"。科学检验精神是在检验检测活动中，以科学为准则所形成的共同信念、价值标准和行为规范的总称，是体现时代精神与"中国药检"特点的核心价值观，是社会主义核心价值观的职业体现和生动实践，是食品药品医疗器械检验检测机构及其广大科技工作者在长期履职实践活动中所形成的行业文化。

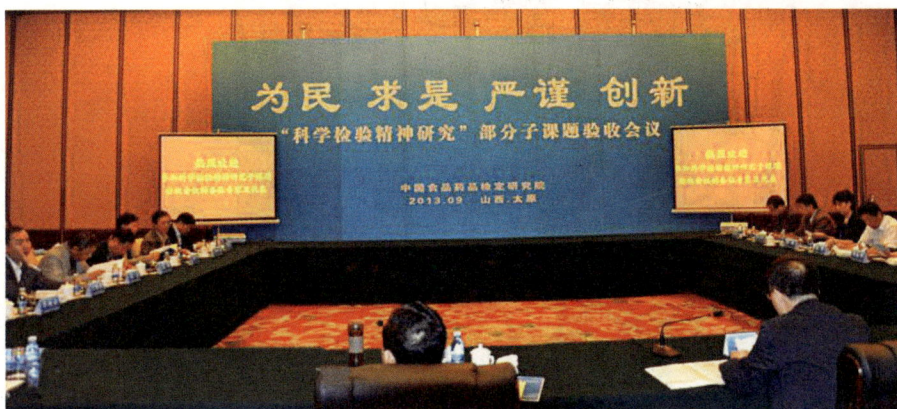

科学检验精神子课题验收现场

创新作为科学检验精神的灵魂，与科学检验精神的其他概括相辅相成，其中为民是创新的根本目的，求是是创新的基本原则，严谨是创新的内在要求。

● **创新是科学检验精神的灵魂**

创新是科学检验精神的灵魂。创新在科学检验中起主导和决定作用，科学检验的不竭动力来源于不断创新。只有勇于创新、善于创新，才能有效破解新时代食品药品检验机构面临的各种难题与挑战。

创新是一种能力。创新要求我们必须始终把加强能力建设放在首位。食品药品检验事业发展离不开三大建设，即基础建设、队伍建设和能力建设。其中能力建设是核心，是评价基础建设和队伍建设成效的主要标志，也是基础建设、队伍建设的最终目的。能力建设主要包括组织领导能力、检验技术能力和行政业务管理能力。因此，要自觉地把创新能力建设确定为统领食品药品检验事业发展的战略主线。

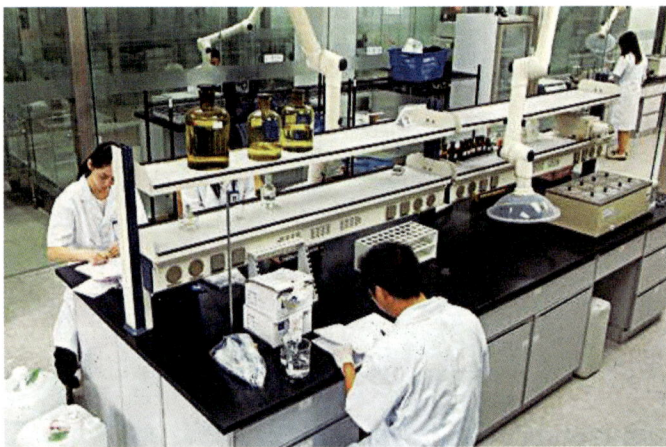

深圳市药品检验所实验室一角

创新是一种机制。创新要求我们必须把建立良好的人才发展机制放在关键位置。要坚持一手抓事业发展，一手抓人才发展。人才是发展的第一资源，是核心竞争力的决定因素，是科学检验的第一要素。要实施"人才优先发展"和"人才兴检"两大战略。制定和不断完善尊重人才、吸引人才、培养和储备人才、激励人才和用好人才的制度，营造真抓实干、人才辈出、风清气正的良好环境，把各类人才团结凝聚到食品药品检验发展事业上来。

创新是一门技术。创新要求我们必须切实加强检验技术创新能力建设。实施"科技强检"战略，以"科研提升水平"为支撑，按照掌握核心技术、突破关键技术、研究前沿技术的总体目标，构建"检验依托科研、科研提升检验"的良性发展机制。要瞄准和适时跟踪生命科学和生物医学科技发展进步带来的新产品、新技术和新方法，积极开展创新药物质量标准、质量评价技术和安全性评价的研究，保证临床研究和上市产品质量可控，在产品研发中发挥重要技术支撑作用。在食品药品检验系统真正形成以科研为导向，以课题协作为纽带，以信息沟通为平台，以共同发展为目标的技术创新能力建设新机制。

创新是一种服务。创新要求不断提高全面管理能力。要以"管理服务检验"为基点，以客户满意为根本标准，强化以思想政治过硬，建设综合型和复合型管理团队为重点的各级领导班子管理，强化以业务建设、业务管理、应急管理和信息化建设为基础的技术管理，强化以质量保证体系为核心的实验室规范管理，强化以创建"科学、热情、高效、节俭"的服务体系为目标的行政管理，推行问题管理的新机制，不断提升管理科学化水平。

创新是一种合作。创新要求坚持"合作促进提高"的发展思路。以全球视野全力推进人才培养、技术创新和管理创新。实施国际合作的跟随者战略、参与者战略和引领者战略，坚持不懈地学习先进，目的在于赶超先进，力争在全球药品医疗器械及食品化妆品检验领域国际舞台上有所作为，不断增强和扩大"中国药检"话语权和影响力，为保障公众饮食用药用械安全，为中国医药产品走向世界创造和奠定质量安全的技术保障条件，为人类健康事业做出贡献。

- **检验创新——科学检验精神对创新的完美诠释**

科学检验精神的适时总结和提出充分体现与时俱进的时代特征，是立足于用共同的精神追求引领全系统前进方向，凝聚奋斗力量的"顶层设计"，是着眼于我国食品药品检验事业科学发展和长远发展的战略选择。实际上，检验创新就是科学检验精神中对创新的完美诠释。创新在科学检验精神中的关键作用符合科学发展观的内在要求，因此，要用创新的眼光去看待科学发展观，同样要用检验创新的精神领会科学检验精神。

为有源头活水来。科学检验精神的形成源自日臻成熟的检验创新发展。纵观创新问题研究的发展历程：从经济领域的创新问题研究发展到管理领域的创新问题研究，从技术创新的研究发展到科技创新的研究，从科技创新的研究发展到制度创新、管理创新的研究；从高碳经济到低碳经济，从资本经济到知识经济，从投资驱动到创新驱动，都说明了创新在社会历史发展过程中的作用日益凸显，科学发展观的提出更是基于创新发展的不断推动。而检验创新在科学检验精神中的灵魂地位就深刻体现在这种追根溯源上。

知行合一，实践策动创新。科学检验精神的践行需要全面的检验创新的策动。科学检验精神的践行纷繁复杂、系统宏大，不论主观与客观上都需要检验创新的支持推动。检验创新是科学检验精神的原动力，科学检验精神的践行与发展需要检验理论创新、检验技术创新、检验制度创新和检验文化创新等共同形成合力，协调推进。

精末勤乐，经世致用。科学检验精神的实践必然进一步丰富检验创新的发展。检验创新作为一个新生的理论研究还处在初创阶段，检验创新不仅助推科学检验精神的发展，反过来科学检验精神更是检验创新的本意与依靠，科学检验精神的实践必然可以促进检验创新理论的丰富、完善和发展。具体可以体现在：完善检验创新的框架内涵，提升检验创新的实践水平，加强检验创新各要素的联动，凝聚检验创新发展的力量。

2. 检验创新的过程观与系统观

创新极为重要，但并非易事。明确检验创新与检验发明、检验创造、检验研发等概念的联系与区别是理解检验创新的前提。

创新不同于发明或创造。创造（creativity）是指以独特的方式综合各种思想或在各种思想之间建立起独特联系的一种能力。仅有创造或仅有发明本身并不足够，只有对创造成果进行积极转化才是我们定义的创新，这种转化在经济学中叫商业化，在技术层面为有用的产品或工作方法，在社会学中可以认为是社会价值。

创新有别于研发。研发作为一种系统的创造性工作可以分为基础研究、应用研究和实验开发。相比检验创造，检验研发的内涵更接近检验创新却仍有本质区别，但是无可否认创新离不开研发，尤其是基础研究的突破。

相比之下，创新比单纯地提出新创意复杂得多。我们认为，创新是创意用于实践的过程。同样，检验创新更侧重于过程研究。因此，要认真研究影响检验创新过程的各要素。

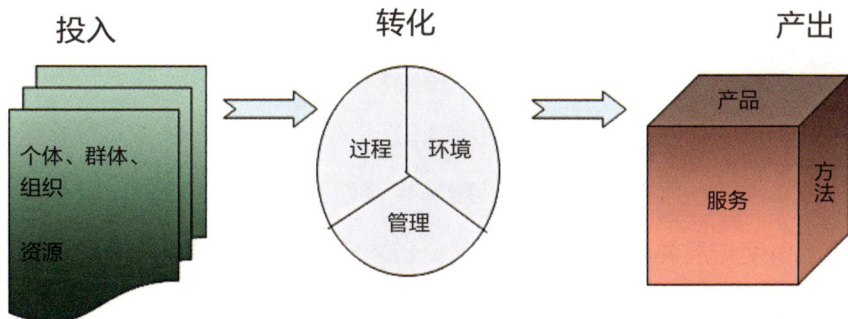

检验创新的过程

从上述模型可以看出，能否取得预期的产出（创新成果），必须考察投入及对投入的转换过程。将其中要求细化可分为结构因素、环境因素和人力资源因素三类，结构因素包含资源的投入、制度结构、世界观方法论等。环境因素包含文化、管理、风险等。人力资源因素作为创新核心包括个人、团队、组织等。这些因素共同构成检验创新的全部，是创新路径选择、激励保障和管理发展三个维度的讨论基础。

这些问题并不孤立，其要素间相互联系共同构成创新的框架体系。随着现代科技与检验的有机结合，新技术、新方法不断涌现，人们需要从观念、技术、制度、管理和资源利用等多种角度理解检验。检验创新涉及人才、技术、资源、资金、管理、制度、理念等多个层面，检验创新的范围可涉及检验工作的全系统、各领域、全过程、各环节。只有在这个框架指导下，通过系统分析、寻找创新方向、创造创新条件，才可获得创新成果，一步一步获得成功。简言之，用系统的观念审视创新，打造以创新为核心的检验系统，在技术创新、管理创新等多领域中赢得持续突破，检验创新才会真正修成正果。

3. 检验创新的视野与境界

检验创新是创新在检验系统的深刻实践，是创新理论与检验实际结合的指导，更是科学检验精神对创新的完美诠释。可以说检验创新是一个复杂多元、理论结合实际、有总结有指引的完整体系。认识检验创新要经过宏观到微观，再由微观到宏观的过程。如何更进一步理解检验创新的内涵需要从不同视野与境界理解检验创新的层次与组成。只有站在不同的角度与层面理解认知检验创新，才会了解其全貌，既高屋建瓴又细致入微。

• **检验创新的进程视角**

创新不是独立的、静止的，而是运动的、系统的，因此创新是一个系统过程。认识创新的过程有助于我们把握创新的规律。检验创新经过长期的实践与积累已日渐成熟。在不同阶段，检验创新根据不同发展需求，通过不同的方式、采用不同的进程实现自身的发展与完善，从而达到提升检验系统能力的目的。从检验创新的进程来看，检验创新可分为渐进性创新、根本性创新及检验系统变革三类。

渐进性检验创新是指检验领域中小幅度的改进或突破，它对现有检验行业的改变相对较小，是对现有检验知识进行再学习和再研究的过程中产生的渐进的、连续的创新。

根本性检验创新是指在检验领域的重大突破或新领域的开拓，是导致检验技术标准发生巨大跃迁，对检验行业具有决定性影响的一类有力度的创新，也可称为突破性检验创新。

检验系统的变革是检验创新强度达到可以使检验系统的结构、标准或理论产生性质上的改变，这类创新将产生具有深远意义的变革，通常出现检验模式上的颠覆性改变。

改革开放以来，在不断地创新进程中，检验事业发展过程高潮迭起，形成了不同特色的层次与线路。在原有资源基础上进行渐进性创新，是我国食品药品检验系统在初期建设中对检验事业发展道路的踏实探索，也是在整个发展过程中潜在的连续性建设与完善的过程。根本性检验创新的出现是对旧观念、旧思想束缚的挣脱，是检验事业保守发展的过程中产生巨大影响的飞跃式破局。根本性检验创新虽然其固有的高风险性不能完全消除，但对于逐步发展的检验系统来说，单纯的渐进性创新无法满足技术的跃进，根本性的突破是紧追时代步伐，赢得跨越式发展的需要。检验创新的集群最终要落实到整个体系的变革，包括技术、管理、组织、流程、理念等各方面。检验创新开始从单一的技术创新延伸到多层面的系统创新，由点及面的观念改变是新时期检验事业发展的形势使然。不仅仅是局部地看待问题，而是从宏观的角度发展体系，检验系统的变革是把具体的创新整合成完善的体系建设的过程。

- **检验创新的内容视角**

检验创新由创新检验发展而来，认知检验创新的内容，重要的是要明确在检验中要创新什么、如何进行有效的创新。检验创新是一个庞大的系统工程，针对检验系统内不同的环节与组成，创新的重点应有所调整，形成与之相配套的资源、方式、步骤等独有的模式与特色。随着检验创新实践的不断发展与完善，围绕不同创新内容的创新模式渐渐形成了自己独有的体系，甚至发展到拥有了自己的创新模式。从检验创新的内容视角出发，可以相对概括的认为检验创新的具体内容包括检验技术的创新、检验机制的创新、检验管理的创新、检验服务的创新、检验文化的创新、检验环境的创新和检验理念的创新。

- **检验创新的方法视角**

检验创新不仅需要明确创新的内容，更要清楚创新的方法。在认知检验创新的本质与进程的基础上，了解创新发生发展的内在规律，找准推动检验创新的关键节点，掌握运用创新的方法与手段是检验创新方法视角需要审视的重要内容。创新的方法就是创新的路径选择以及在创新路径中的要素支撑与保障，对于食品药品检验这样的庞大系统来讲创新并非一事一时，检验创新如何维系并长久发展下去是每一位管理者和技术工作者应着重考虑的问题，从此角度出发检验创新方法视角的内涵应该是如何在保障机制正常运转的前提下更好的应用创新，即检验创新的管理，具体包含检验创新的战略管理、组织管理、风险管理、人力资源管理及激励评价机制等。

第三节　检验创新的基本特性

1. 适应性——立足于服务监管需要的适应性创新

• 创新激发活力，适应方可长存

物竞天择，适者生存。我国食品药品检验系统想要在激烈竞争中屹立长存的最大依靠是适应性创新。适应性创新即在过去赖以生存的环境接近终结的转折时期，洞察并适应新的环境变化，通过创新得以生存。这是一个循环发现的过程，它在学习、领悟与创造之间快速切换。

适应性点明了检验创新的根本动力和创新检验的行进方向，告诉人们创新并非盲目、无意义或无法评价，相反检验创新才是保证检验系统长存的根本。围绕适应性，检验创新才可以帮助我们找对方向，给足动力不断前行。而如果缺乏适应性的创新，食品药品检验的活力就会消散，食品药品检验机构的先进性就会消退，不适者自然无法生存。

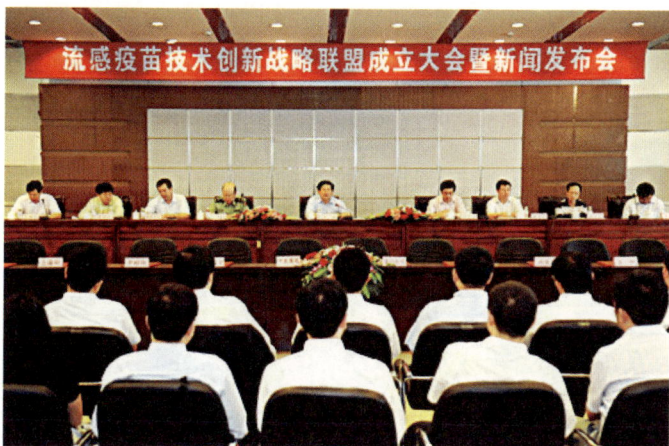

中国食品药品检定研究院与中国疾病预防控制中心病毒所等单位为应对甲型H1N1流感，成立流感疫苗技术创新战略联盟

使命、洞察、反应是适应性创新成功的三大基石。拥有清晰的使命感可以让组织在决定如何创新、向哪里创新时变得更轻松，是创新的原动力，此外它还有助于界定洞察的标准与尺度。

• 适应的前提是洞察，适应的路径是创新

适应性创新的前提是洞察，是对自身内部情况的审视和对外部形势的把握，审时度势，应物变化才是适应性创新的精髓所在。长存的组织必然具备敏锐的洞察力，它代表了组织透过现象看本质的能力，这种洞察力不仅要站得高望得远，同时也要由表及里、鞭辟入里；既要进行广泛的信息收集，也要融入精准分析与判断。

组织洞察力的影响因素多种多样，组织的效率、领导的眼光、环境的变化等都会导致洞察结果的差别。但是经过长期的实践已经总结有诸多的理论方法支持洞察的有效开展，管理学计划理论中的环境评估技术就是其中代表，而环境扫描（Environmental Scanning）、预测（Forecast）及标杆比较（Benchmarking）是环境评估技术的重要组成。环境扫描是指浏览大量的信息以觉察正在出现的趋势和形成一套设想，使得决策者理解外部环境和环境中的不同领域之间的相互联系，并能将这种理解用于战略规划和决策过程中。获取有关事件、趋势及描述组织与环境之间关系的信息，决策者利用这些信息可以识别、处理战略性的威胁与机遇。标杆比较也是一种洞察的有效方法，这种方法是寻求那些具有杰出绩效的竞争对手或非竞争对手的最佳实践。标杆比较的基本思想是，管理者可以通过分析然后复制领先者的方法来改进自身的质量。对比是发现问题、寻找突破的重要方法，有时对比并不仅仅存在于标杆与自身之间，也不仅仅局限于两个或几个个体之间。有时系统内部各组成及多系统之间的对比对于我们了解信息、发现问题也具有十分重大的意义，也是洞察的有效方法。

▶ 案例： 甘肃省涉药检测实验室间比对

自2008年起甘肃省食品药品监督检验所在甘肃省食品药品监督管理局领导下，连续5年组织开展全省范围内的涉药检测（药品生产企业、医院制剂室、药检机构）实验室间比对。

同时其将2008~2012年全省比对结果及参比实验室原始记录中存在的问题进行汇总分析，从增强质量意识、加强人员培训、规范检验检测操作、制定药检基础操作SOP、改进质量管理等方面提出有针对性的改进措施和建议，为实验室规范检验操作、改进质量管理，保证检验工作质量提供参考。

通过连续5年组织全省比对可以充分了解和掌握全省药检机构、医院制剂室及药品生产企业的检测技术能力和质量管理水平。根据每年比对的结果，可以不断调整对药企和医院制剂机构的监管措施，加强对质管人员和检验人员的业务培训，督促药检机构规范质量管理，提高业务水平，保证检验数据准确可靠，增强药品检验的公信力和药品监管的技术保障。实践证明，组织开展全省比对是考核与评价各涉药检测实验室的管理水平和技术能力的有效手段，可以及时发现存在的问题并洞察其中缘由予以解决，对各基层药检所质量管理起到了很大的推动作用。

• 检验创新的适应性立足于监管与服务

适应性指引创新的行进方向从而确保组织健康发展，组织长存的关键就在于如何更好地根据组织自身情况开展适应性创新。适应性在现实中并非一成不变，不同的理念使命、组织形式乃至环境职责等都导致不同组织乃至个体的适应性各有不同。适应性可以在不同组织的不同侧面予以表现，不仅表现为组织能否生存，更可以表现为组织能否从容地从自身使命出发履行职责、实现价值。就如部队的适应性体现在保家卫国，学校的适应性体现在教书育人等。

适应性是检验创新的基本特征，是使检验创新回归检验使命，体现科学检验精神，履行监督与服务职责的根本所在。检验创新的适应性应以科学检验精神为核心，立足于监管与服务，把保障人民群众饮食用药用械安全有效作为检验创新的根本出发点和落脚点，做好食品药品监管事业的强大技术支撑。判断检验创新是否符合适应性的要求就要看其是否可以服从监管需要，是否可以服务公众健康需求，围绕这个核心我们在检验水平、检验效率、检验管理、检验服务等方面的创新及提高才更有意义。坚持"行政监督推进到哪里，技术支撑就跟进到哪里"的工作理念就是检验创新适应性的完美体现，这样的创新思维，可以帮助我们加速实现检验创新。

▶ 案例：　　　　　广东医疗器械检验：战略布局构建全新技术服务格局

为了更好的服务企业，实现与产业的无痕对接，广东省医疗器械质量监督检验所先后在深圳、东莞、三水、中山、湛江等医疗器械生产企业密集的地区和工业园区设立服务点，在省内逐步形成了"以广州科学城总部为中心，覆盖珠三角一小时送检服务圈，粤东粤西两翼齐飞"的全省医疗器械技术服务平台。同时，联系地方实际，突出个性检验特色。深圳实验室着力开展电磁兼容检验；三水实验室打造康复产品检验重地；东莞检验室突出生物性能检验特色，着力打造"靶向"检验的典范；湛江检验室突出生物试剂检验特色，潮州实验室突出打造药品包装材料检验基地。

"珠三角一小时服务圈"在全省医疗器械业界引起了较大的反响，也成为全国医疗器械检验机构设立分支机构的先行先试，对此，《中国医药报》头版头条进行了专题报道。

在此基础上，结合广东毗邻港澳的优势，该所继续拓展业务受理服务点，于2014年1月和6月，先后在台湾台北、香港沙田区科技园设立了业务受理处，在全国同行中率先在港台地区设立业务受理处，把服务触角延伸到海外和港澳地区，

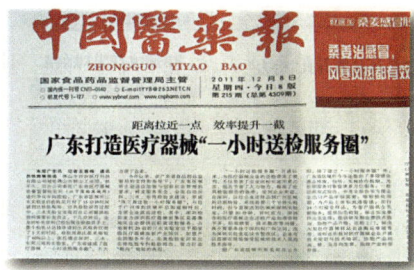

中国医药报刊登了广东打造医疗器械"一小时送检服务圈"的头版新闻

深入挖掘海外和港澳地区医疗器械检验资源，扩大广东医疗器械检验在亚太地区的业务覆盖能力及影响力，为加速广东医械所国际化进程，跻身国际医疗器械检验技术服务领域一流检验机构夯实基础。

2. 模仿性——追逐领先脚步引进消化吸收再创新

• 模仿性创新的灵活应用

他山之石，可以攻玉。现代科技的发展在不断诠释这句古语，大量科技创新成果是"模仿"基础上的创造。随着创新理论与实践的进步和发展，在模仿与创新之间经常会出现一种过渡状态：模仿性创新。模仿检验创新是指通过学习、模仿率先创新者的创新思路和创新行为，吸取其成功的经验和失败的教训，引进并消化率先创新者的创新知识理念，并在此基础上改进完善乃至进一步开发的创新形式。

模仿性创新本质上是一种创新行为，因其以模仿为基础，故具有区别于自主创新的优势：模仿检验创新是采取跟踪式策略的创新，它所需成本较低，有利于优化配置创新资源；它风险较小，引导创新转向以市场为导向；它可以更好地利用"巨人的肩膀"，在技术创新的过程中可以做到博采众长实现弯道超越。

当然，模仿性创新也因其自身特点在实际中有较多短板，其自身的局限性和创新的延迟性比较突出，创新所获得的优势也相对微弱而短暂。在实际运用中如何在模仿和创新中寻找平衡点会是模仿性创新的关键，从模仿出发以创新为止是比较健康的模式。在自主创新时代的垄断下，一味地模仿只能限制自身的发展，在模仿性创新中应该将更多的精力落于创新之上，从更高的立意去认识模仿，寻找属于检验创新自身的模仿性创新之路。

- **引进消化吸收再创新是现阶段检验创新的新起点**

原始创新、集成创新和引进消化吸收再创新是自主创新的三个有机组成部分，且三者的资金投入、创新周期、创新风险及对技术能力积累的要求各不相同。创新可以有不同的方式方法，不同阶段、不同组织应采用适合的创新路线，才能完成现阶段目标，实现有序的、可持续的创新发展。时速350公里动车组的成功说明，并非只有原始创新才能达到世界一流水平，引进消化吸收再创新同样可以称雄世界。

作为最常见、最基本的创新形式，引进消化吸收再创新的核心概念是利用各种引进的技术资源，在消化吸收基础上完成重大创新。改革开放三十年来，我国经济急速发展，极大地得益于开放带来的技术追赶效应。此三十年间，技术引进作为我国对外开放基本国策的一个重要方面，为迅速提高我国产业结构的整体水平，缩短与国际先进水平的差距，促进经济社会发展，发挥了不可忽视的作用。随着近二十年医药科技行业的兴起，和非典后国家对群众健康、食药监管的重视，以保障"四品一械"安全为核心的食品药品检验事业在迅速发展完善，检验技术水平和管理理念也在不断拉近与先进发达国家之间的距离，这其中技术引进为检验行业增加了技术积累，推动检验发展功不可没。

引进消化吸收再创新包含三个方面内容："引进"、"消化吸收"、"再创新"，这其中"引进"是为我所有，是前提；"消化吸收"是为我所用，是支撑；"再创新"是为我所新，是目的。只有这三者相互促进、有机结合，才是在经济、科技全球化环境下提高自主创新能力、促进产业升级和提高竞争力的重要手段。

我国的药物研发由先前的仿制性研究逐渐向创新性研究转变，图为第四届中美毒性病理技术研讨会

我国食品药品检验事业飞速发展，这正是我们充分利用引进消化吸收再创新的模式推动我国检验事业继续前进的大好时机，在引进的技术、仪器装备等资源时，我们要更多考虑是否适合我国的检验需要，是否可以为我所用乃至为我所新，增强创新主动性，积累技术实力期待迈向新时期。同时响应中央建设创新型国家的号召，坚持以我为主的引进消化吸收再创新，是全面增强自主创新能力的重要方式，以宽广的世界眼光，抓住全球化机遇，充分利用国内国外两种资源，实现检验事业的全面腾飞。

3. 自主性——依靠科研提升水平的自主原发创新

• **自主创新成就创新驱动战略**

洛克菲勒曾经说过："经济的巨大成功不是来自于做别人做得很好的

事情，而是来自于做别人不能做，或者别人做不好的事情。"当代社会是知识经济的社会，科学技术迅猛发展，不断引发着一轮又一轮新的科技革命，是实施自主创新战略的绝好历史契机。自主创新是相对于技术引进、模仿而言的一种创造活动，指通过拥有自主知识产权的独特核心技术以及在此基础上实现新产品价值体现的过程。检验系统通过自身努力和探索产生突破，攻坚克难，并在此基础上依靠自身的能力推动检验创新的后续环节，完成检验创新的成果转化，达到预期目标。

提高自主创新能力，对于我国经济发展和国家安全具有重要的战略意义。技术独立是经济政治独立的基础，然而要实现技术上的完全独立，非自主创新不可。2012年7月，党中央、国务院召开全国科技创新大会，对深化科技体制改革、加快国家创新体系建设作出全面部署，提出了创新驱动发展的战略要求。实施创新驱动发展战略已写入党的十八大报告，这是我们党在我国改革发展的关键时期作出的重大抉择，开启了我国加快建设创新型国家和迈向科技强国的新征程。而自主创新是成就国家驱动发展战略的核心。对于如何实施创新发展战略，十八大报告中已经表明，我们的路径选择就是中国特色的自主创新道路。可以说是自主创新成就我国创新驱动战略。

• 以完善内外环境、提升科研水平推动自主创新

自主创新是我国转变经济增长方式、增强综合国力和竞争力的迫切需要，同样是我国食品药品检验系统系统提高检验水平、完善检验体系、优化检验服务的迫切需要。自主性是以我们拥有自主知识产权、不受他人支配为表现的核心特征，自主创新体现了检验创新中自主性的特色与要求，推动检验自主创新的首要任务就是提高食品药品检验系统的自主创新能力。

自主创新能力建立于全系统完善的创新体系和较高的创新水平之上，是创新能力的高层次要求。要实现自主检验创新首先要协调系统内外环境的发展。

外部环境。在建设创新体系，提升自主创新能力的过程中，必须制定相应的政策和措施，形成自主检验创新的良好发展环境，鼓励自主创新，吸引先进检验资源的注入。

内部环境。自主检验创新组织的内部环境，包括技术、人员、管理、文化等方面的建设，一流的人才队伍和管理模式、优良的创新文化和开放的先进发展理念是自主检验创新的基础。

提高食品药品检验系统的自主创新能力除了需要协调内外环境，更重要的是提升整体科研水平。科研能力直接决定自主创新能力的水平，是其发展基础与内在要求。随着新设备、新方法、新技术的不断引进，我国的食品、药品、医疗器械检验已取得了很大发展，检验结果与过去相比有了很大提高。但食品、药品、医疗器械检验缺少更深层次的理论指导与精神。这个理论就是科学检验理念，这个精神就是科学检验精神。

食药检验技术的积累和发展离不开检验科研，检验科研是为解决食品、药品、医疗器械检验工作中遇到的问题而开展的，科研成果直接应用于检验，具有较强的针对性和实用性。创新科研型检验是依靠科研提升自主创新能力的检验模式的概括，既是对发展规律的阐释，也是对发展前景的预期。食品药品检验工作从"单纯技能型检验"向"创新科研型检验"转变是时代的呼唤、历史的必然。

▶ **案例：** **依靠科研实现自主创新的科技部创新团队**

2014年4月1日，中国食品药品检定研究院马双成研究员领队的"中药质量与安全标准研究创新团队"，被评为科技部2013年创新人才推进计划重点领域创新团队，该团队为国家科技部批准的67个创新团队之一，是目前国家食品药品监督管理总局第一个国家科技部创新团队。创新团队旨在加强中药的"整体控制"理念，加强新技术、新方法在中药质量控制中的研究与应用，推广应用"指纹图谱"或"特征图谱"、"生物活性测定"、"对照品替代法"、"分子生物学鉴定"等新技术、新方法，加强中药标准物质的研究建立，加紧建立我国所特有的、具有国际影响力的中药标准物质国家数据库、数字化中药标本馆、数字化中药博物馆，加强民族药的基础研究、标准的建立以及民族药数据库的构建，加强药品安全性检测研究和限量标准的制定，特别是外源性有害残留物、内源性有毒有害物质的检测和方法研究，以建立残留限量或有毒有害物质的限量标准为核心，遵循风险评估基本原理，结合中药使用特点，建立适用于中药的风险评估模式。

这一切的成果都基于马双成团队长期的科研坚持，本着从科研中来到实际中去的理念，不断将自己的新思路、新想法运用于科学研究中去。他们不畏艰难、勇于探索，直到形成具有中国品牌的科研创新成果，并将成果转化为具有自主知识产权的理论与技术应用于检验实践，获得国家表彰。这正是

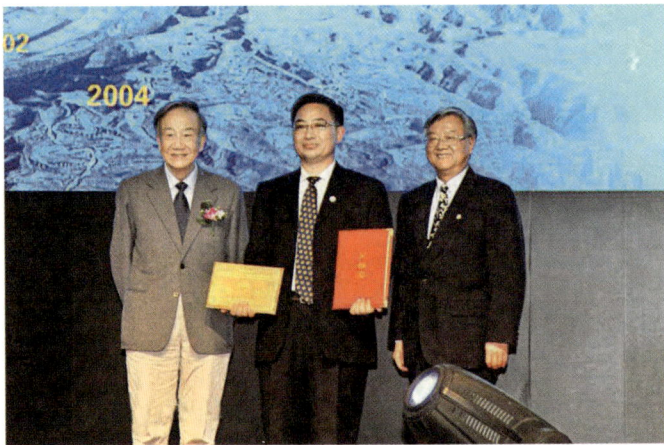

中国食品药品检定研究院中药民族药检定所所长马双成荣获我国医药卫生领域最具权威性的非政府奖项——第十四届吴阶平-保罗·杨森医学药学奖

依靠科研推动自主创新的生动体现，其创新团队将进一步深化中药质量与安全研究保障体系的建设，为国家中药药品的监管提供重要的技术支持、人才支持、智力支持和决策支持，使之成为我国服务于中药产业健康发展，提升中药国际竞争力的一支重要力量。

• 以自主创新打响"中国药检"品牌

"中国制造"在国际上是一个富有争议的词汇，我们的产品要改变山寨、粗糙、技术含量低的国际形象，必须加强质量监管，确立产品标准认证，实现"中国制造"的健康转型。而在"中国制造"实现国际化、标准化、高质量目标之后，"中国创造"必然飞跃龙门，独领风骚。一旦"中国创造"蔚然成风，"中国梦"的实现就不再遥远。"中国药检"的创新和自身品牌的建立既是对市场产品质量安全的保障，也是对中国国际形象转型、建立"中国创造"大国的极大促进，这是当前经济社会发展的要务，也是历史发展的结果预期。

检验体系与国际标准接轨，必然要开启自主检验创新的研究，捕捉新技术发展的契机。我国食品药品、医疗器械等日常检验检测能力要力争接近或达到国际先进水平，势必要对检验行业的能力提出更高更严格的要求。我国发展自主创新的科技和经济实力已初步具备，经过半个多世纪的技术引进和模仿学习，国内已累积了不少创新经验和产业基础。

自主检验创新也意味着要树立"中国药检"品牌，创造我国食品药品检验领域的优势项目。所以我们应该坚持走创新之路，加快自主研发和技术创新，通过完全自主知识产权创新，创出"中国药检"的核心技术、品牌和标准。近年来，在中国食品药品检定研究院的组织引领下，全国食品药品检验系统重点加强关键技术、高新技术、快检技术和补充检测技术等的攻关研究，全系统取得了一大批科研成果和专利，其中以药品快检快筛为代表的多项技术保持世界领先地位，不断提高监管工作的检验检测科技水平，为"中国创造"走出国门保驾护航。

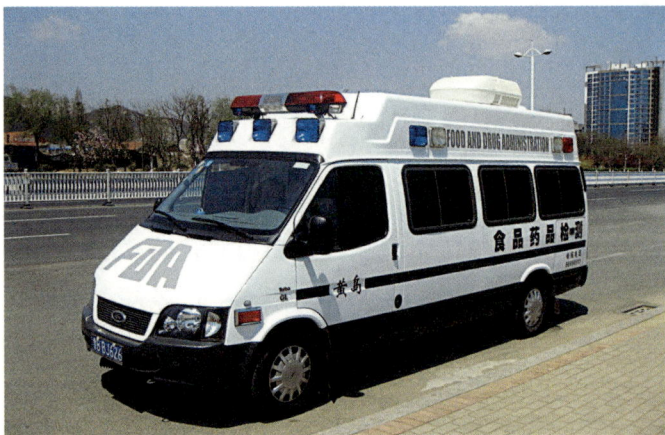

食品药品快检车——中国食品药品检验"快检快筛"独树一帜

4. 整合性——顺应改革融合关键要素的集成创新

• 现代检验发展需要整合能力提升

亚里士多德曾说："系统大于部分之和"。整合在现代社会发展中可以让组织获得最大受益。在现代社会化大生产过程中，产业关联度日益提高，技术的相互依存度增强，单项技术的突破再不能独柱擎天，必须要通过整合相关配套技术、建立相应的管理模式才能最终形成生产力和竞争力。随着现代食品、药品、化妆品、保健食品和医疗器械等"四品一械"多品类检验体系的建立，检验行业作为一个知识密集、技术尖端、服务广泛、管理复杂的系统在实践发展中确实需要整合能力的提升与保障，特别是现今处于机制体制改革的浪潮之中，检验系统自身的整合水平直接关乎业内改革的成败。

整合是优化资源配置，要有进有退、有取有舍，以谋求整体优化。

整合也是对不同来源、不同层次、不同结构、不同内容的资源进行识别与选择、汲取与配置、激活和有机融合，使其具有较强的柔性、条理性、系统性和价值性，并创造出新资源的一个复杂动态的过程。而我们说的整合不仅是对新的资源的整合，更是对原有资源的整合；不仅是对有形资源的整合，更是对无形资源的整合；不仅是对自身资源的整合，更是对社会资源的整合；不仅是优化配置，更是系统放大。

- **检验创新的整合性体现在集成创新**

整合就是创新。检验创新的过程是各种资源要素尤其是知识资源要素综合运用的过程，更是创造性的融合过程。检验创新过程的整合促进了各种资源要素经过优选，并以适宜的结构形成一个有利于资源要素优势互补的有机整体。检验创新需要整合性的体现，其在检验创新中的表现形式就是集成创新。

集成创新是利用各种信息技术、管理技术与工具等，对各个创新要素和创新内容进行选择、集成和优化，形成优势互补的有机整体的动态创新过程。集成检验创新也是进行自主创新的过程，它的特征在于把不同领域的知识、经验、智慧和才能以及不同的资源、信息有机地结合起来，打破空间和层次界限，开放式地解决复杂的创新问题。集成创新强调灵活性，重视质量和产品多样化。

- **集成检验创新的对象**

战略集成。战略思想指导着检验事业发展的方向。科学检验创新精神和领导者创新理念的集成体现了高级领导层的战略创新，正确的发展理念和领导思想是一个富有活力的创新组织所必需的。同时检验

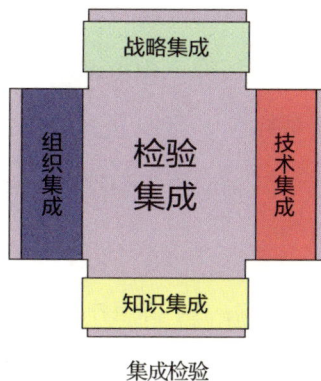

集成检验

技术创新战略和管理战略的集成是提高检验服务能力的有力保障。

技术集成。技术集成是按照一定的技术原理或功能目的，将两个或两个以上的单项技术通过重组而获得具有统一整体功能的新技术的创造方法。它往往可以实现单个技术实现不了的目标。技术集成需要多种分支技术的融合，先进水平的战略性技术集成是发展检验技术优势，提升检验能力的必要手段。

知识集成。知识集成主要包含知识库和人才库的"检验智库"的建立。知识包括显性知识和隐性知识，显性知识是可编码化、易于储存、易于推广学习的。而隐性知识多存在于组织成员自身的概念、理念和经验中，难以精确表述，通过相互交流与沟通促成集成。除了检验科学技术知识的学习，组织内的科研氛围、文化建设是产生创新成果的核心，拥有智囊团、专家库等知识资源集成，才能保障组织创新积极性。

组织集成。组织集成是落实战略集成和知识集成的关键。采用跨职能集成方式进行管理，培养拥有综合能力的领导者，充分组织知识互补的管理团队，避免"专才"引起的不同部门职能的消耗磨损；加强组织内信息的充分沟通，发挥协商合作精神，保证各集成要素的协调配置。

集成检验创新是将创新更好融入实践的一种新的思考模式。可以说集成检验创新是涉及多个层次、多个部门、多个阶段、多种技术的复杂创新活动的组织形式，不同的集成形式会产生不同的影响。检验系统的集成创新，可以从先进性技术方面入手，也可加强组织集成的构建，针对不同时期的不同需求，有所侧重地进行创新发展。

▶ **案例： 广东医疗器械检验：联合开展科技创新打造科学发展核心动力**

技术与标准是检验机构的安身立命之本。广东省医疗器械质量监督检验所积极发挥技术导向和引领作用，通过"产学研检监"联动方式，先后与科研院校、检验机构、国内外知名企业联合开展战略合作和技术攻关，积极推进科研创新。2013年，共申报国家级、省市级项目40项。其中，国家级2项，省级36项。内容涉及医疗器械检验方法研究、新型医疗器械研制与评价、产业服务平台建设等方面，涵盖国家自然科学基金、科技部、广东省、市科技项目等多个层次。

通过联合科研的方式，成功建立了广州市生物医用材料重点实验室；结合广东省科技十百千万工程及科技惠民计划，建成了全省创新医疗器械产品应用示范评价基地与大观治未病医疗器械研究中心，成为全国首个医疗器械应用于养生保健研究的综合平台。

5. 协同性——"产学研检监"全系统协同性创新

随着检验创新的持续发展，在实践中检验创新不再仅仅是一个独立的环节与个体，而是一个集中多要素，多主体参与的复杂的多中心体系。从组织内资源要素配置的角度来看，集成检验创新是各项创新要素的集成化。不同创新主体之间进行创新富集，从而达到创新的更高水平是另一种新的创新方式，凸显检验创新协同性的重要。协同检验创新是指围绕创新目标，多主体、多因素共同协作、相互补充、配合协作的检验创新行为，也是各个检验行为主体实现知识互惠共享，资源优化配置，行动最优同步、高水平检验并进的过程。其特点是参与者拥有共同目标与内在动力并可直接沟通，依靠现代信息技术构建资源平台，进行多方位交流、多样化协作。协同创新多为组织内部形成的知识（思想、专业技能、技术）分享机制，特点是各独立的创新主体拥有共同的目标、内在动力、直接沟通、依靠现代信息技术构建资源共享平台，进行多方位交流，多样化协作。

从协同检验创新实现途径的不同，可将协同检验创新分为内部协同检验创新和外部协同检验创新两种。

内部协同检验创新。内部协同检验创新的主体是检验机构本身，其实现依赖于组织内各要素之间的互动。可以理解为某个检验机构内各要素的集成检验创新，也可以理解成不同检验机构之间进行的检验创新要素的整合。能力有限的单一检验机构，面对较大需求的检验任务时，可以形成检验技术联盟，整合各检验机构的资源以实现检验目标。

外部协同检验创新。外部协同检验创新的实现主要是检验机构与其他相关主体之间的互动。我国检验事业发展不能只靠技术的引进，人才队伍的建设是根本问题，检验科研团队的形成是提高自主创新能力的基本前提。

协同创新的主要形式就是产学研协同创新，特别是高校与科研院所、行业产业、地方政府进行深入融合，构建产学研协同创新平台与模式。协同检验创新是以知识增值为核心，以检验机构、高校科研院所、政府、教育部门、企业等为创新主体的价值创造过程。检验机构、政府、知识生产机构（大学、研究机构）、企业等为了实现重大创新而进行大跨度创新组织整合，促进检验机构、大学、研究机构、政府、企业等发挥各自的能力优势、整合互补性资源，实现各方的优势互补，协作开展检验创新活动，形成"产学研检监"的协同创新体系，推广检验创新发展。

▶ **案例：**   **粤赣首次开展跨区域在用医疗器械检验**

2014年5月5日～12日，应江西省食品药品监督管理局的邀请，广东省医疗器械质量监督检验所派出专业检验技术队伍，奔赴江西，协助江西省食品药品检验所开展在用医疗器械抽验工作。这是全国医疗器械检验技术领域首次跨省份联合开展在用医疗器械检验，也是贯彻落实新的《医疗器械监督管理条例》，加强在用医疗器械监管的具体行动。

本次粤赣医疗器械检验技术合作，不仅对江西省在用的超声诊断和体外循环及血液处理设备有了全面的质量评估分析和使用状况摸查，也为协助江西省开展医疗器械"五整治"、进一步推进医疗器械监管提供了科学的依据和技术保障，对加强粤赣区域医疗器械安全监管、保障在用医疗器械使用安全、有效起了积极的推动作用。

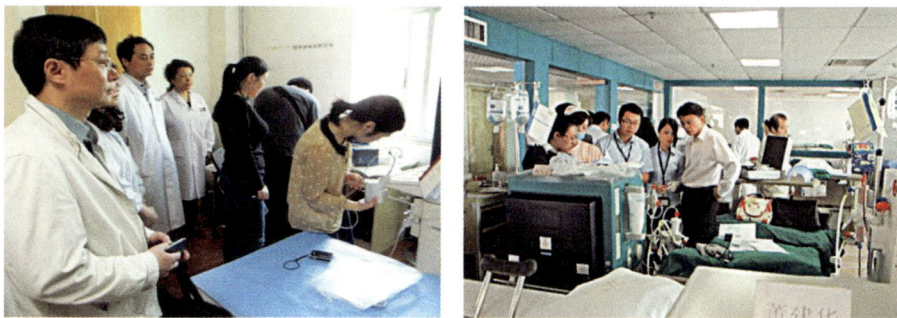

检测人员在现场开展在用医疗设备检验

📢 讨论材料

如何具体开展"产学研检监"的协同联动

具体来看我们需要开展"产学研监"交流合作与上下游产业互动整合；共建成果转化平台和科研实验室；共建创新示范基地和质量标准体系；领衔重点项目，加大科研力度，开展系统内外联合攻关，推动检验创新。检验机构通过"产学研检监"联动方式，加强科研合作、合力攻关，可以有效拓展创新空间、促进技术转移和成果转化，有效服务行政监管和产业发展。

一是与企业互动。充分发挥技术优势，加强对企业的技术指导和技术咨询。帮助企业提升产品质量标准、帮助企业规范和开发企业内部质量控制标准。丰富技术服务手段，针对企业规模和业务发展的不同需求，开展检验技术、仪器操作的针对性短期培训或长期培训。建立技术交流平台，与企业联合建立人才实训基地，了解企业的工艺流程和质控难点，针对企业在生产和科研中遇到了技术瓶颈，为企业出谋划策，畅通与企业间的有效质量信息沟通渠道，开展产品安全风险评价与产品性能优选检测等；设立检验机构实验室开放日，利用信息化技术手段在检验机构和企业之间搭建无障碍的技术交流平台，实现实时在线的技术服务指导和现场交流。开展国内外先进技术研究和相关法律法规及信息研究、帮助企业提高产品质量控制水平和检验技术水平，提高产品的国际竞争力。

二是与高校、科研院所合作。建立联合实验室、重点实验室，联合建立药物质量控制工程技术研究中心，搭建起药品、医械生产与质量安全的专业技术平台，合作完成国家自然科学基金资助课题、科技攻关项目及重点课题等。

三是与检验检测机构协作。与各食药检所、出入境技术中心、疾控中心、质检院等检验机构开展实验室互访活动，组织开展协同检验，对检验数据进行借鉴、比对和分析，提高技术协作能力。

四是与监管部门联动。研究探索检验检测服务食品药品监管大局的新形式、新方法，创造技术监督和行政监督良性互动新机制，创新富有生动性、多样性、亲民性的服务方式，使检验检测技术更好地服务监管、服务公众、服务社会。加强与监管部门相互配合，互派技术人员到实验室和监管现场学习指导；在日常监督中，监管部门委托样品时认真填写样品可疑项目，避免检验机构对大量样品的盲目筛查，同时，检验机构将不符合标准规定的检品信息及时上报，监管部门及时跟踪查处，发挥检监联动的效果，扩大覆盖面，增强针对性，增强检验结果对监管的技术支撑作用。

第 二 章

检验创新势在必行

导　读

　　正确判断和把握国内外形势是检验创新发展的指南针。现阶段，在经济全球化、市场化、工业化、城镇化、信息化不断深入的大背景下，食品药品检验系统面临着诸多机遇与挑战，是授人以鱼还是授人以渔，是等待面包还是寻找猎枪？是暗流汹涌的险滩还是与世无争的桃花源？如何全面准确审时度势，如何高瞻远瞩、科学谋划？沧海横流，舍我其谁！关键在于检验创新。创新是大势所趋的历史性选择，也是新的历史时期的不二选择。

　　因此，我们要立足科学检验精神，深刻领会检验创新的重要性和必要性，理清思路，擦亮双眼，抢抓机遇，迎接严峻挑战，以检验创新新姿态跃入创新发展新洪流。

第一节　把握检验领域国内外创新形势

势者，因利而制权也。正确判断和把握检验形势是检验创新发展的望远镜与试金石。形若决积水于千仞之溪者，是客观情况的布局；势如转圆石于千仞之山者，是变革转化的力量。在发展检验创新的道路上，我们既要长期积累"形"，更要适时把握"势"，形是势的前提，势是形的保障。所谓天下事，仰而企则难，俯而就者易。把握检验创新形势更需要面向全球，从检验全局高度雄姿英发，一往无前。

1. 国际形势风起云涌、硝烟弥漫

• 经济全球化与检验国际化

随着经济全球化的加速，世界经济活动早已超越国界，通过对外贸易、资本流动、技术转移、提供服务、相互依存、相互联系而形成的全球范围的有机经济整体，对我国社会生产力和经济发展产生了巨大的挑战，直接地影响我国社会政治稳定的经济基础和社会基础。作为技术检验机构，检验国际化的趋势日益明显。跨国界技术交流、国际标准的互通互用、国家间技术合作等呈现出多点突破交叉汇聚的态势，从而也催生了国际协同检验创新，以检验创新提升核心竞争力和技术话语权。目前，检验创新全球化主要表现为检验问题全球化、检验资源全球化、检验组织与团队全球化、检验标准和实施全球化、检验研究和成果评估的全球化等。

科技创新国际化是一个国家或研究机构积极参与全球科技合作与竞争、共同应对国际科技问题与挑战，并有效利用全球科技资源、加速提升自身创新能力的过程。食品药品检验工作是知识密集型的科技创新工作，检验技术能力是检验发展的最核心要素，只有通过不断更新知识、持续检验创新、始终保持技术领先，才能完成新时代赋予检验系统的使命。随着经济与科技全球化的不断深入，以检验技术创新为内核的检验发展逐渐呈现国际化的趋势。

坚持"合作促进提高"的思路、坚定不移走外向型发展的路子是食品药品检验针对检验国际化的战略思考与指导。经济全球化与检验国际化要求中国检验直面国际冲击、应对全球挑战、加强相互交流，站在更高的平台，掌握最前沿的信息，以全球视野谋划和推动检验创新进而完善自身发展。

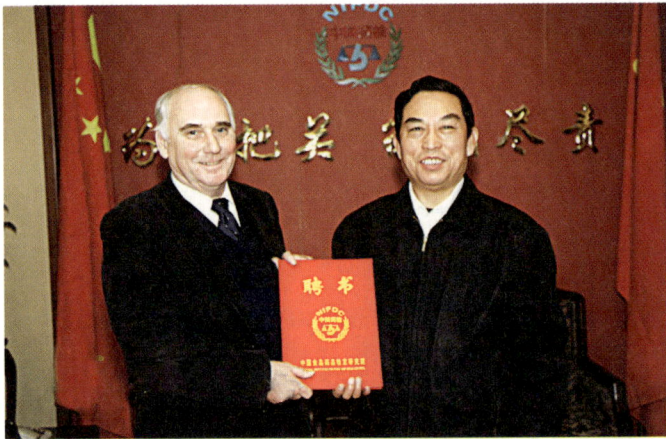

世界卫生组织药品标准物质专家John Miller博士被聘为中检院客座研究员。图为时任中国食品药品检定研究院院长李云龙向John Miller博士颁发聘书

• 检验新标杆的追逐与赶超

我国检验系统在不断追逐与赶超国外先进技术经验中不断发展壮大，食品药品检验也不例外。发展中国家获得和使用技术一般有两种机制：一是依靠技术引进；二是依靠自身的创新技术。从经济学理论和各国的发展实践来看，这两种策略都是成功的关键，但不同的国家有不同的技术路线选择。我国作为后发工业国，检验系统从无到有、由弱变强的发展都采取追随战略，以缩小与领先者的技术差距为追赶目标。对于

食品药品检验，经过改革开放以来的高效追赶与发展，我国"四品一械"检验的整体水平与技术实力已经达到新的高度，在很多方面已经跻身世界先进乃至一流水平，技术追赶效应在我国检验发展历程中有着极为突出的表现。

技术追赶的前提是要有明确的追赶目标。面对新时期新平台新挑战，如何在发展中明确自身定位，寻找与发达国家在检验领域内的具体差距，确立检验系统追逐和赶超的新标杆是我们的新课题。放眼世界，全球检验也在不断地更新迭代中取得很多成就，值得我们认真领悟并化为己用。只有充分了解国外检验的发展水平与现状，将视角放置在全球范围、将标准定位于顶尖水平，才能让我们更快更好地继续发展与追赶，借用先进的国外技术推动我们检验创新自身的进步。

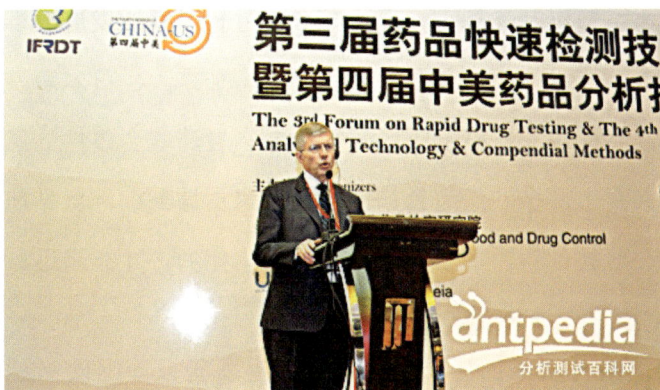

第三届药品快速检测技术研讨会暨第四届中美药品分析技术与检测方法研讨会

目前发达国家食品药品监督检验的发展重点主要集中于先进的现代检测技术与资源体系，高效的监管调节机制，健全的突发事件应急管理模式以及全球化的食品药品安全预警体系四方面。

先进的现代检测技术与资源体系。先进工业国家在现代检验技术具有可靠性，快速检验方法、无损检验技术、超声检验技术等现代技术的开展对社会安全、群众健康有了一定的保障，对整个社会技术水平提高

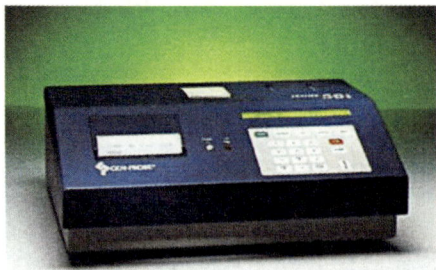

生物芯片基因探针分析仪

有了一定的促进作用。国外利用生物技术等现代技术建立了一系列有效的快速检测方法，大大提高了食品药品供应的安全性。如生物芯片技术用于农药与兽药残留的检测、微生物与病原体的检测；基因探针技术用于微生物检测；荧光检测系统对于生物毒素类的检测；微波溶样技术用于食品中的金属毒物检测等。

高效的食药监管调节机制。随着经济、社会的不断发展，新设备、新方法、新技术被企业不断引进，食品药品市场上各种新产品层出不穷，这对食品药品的质量安全监管提出更高的要求。过硬的检验检测技术是建立高效的食药监管机制的基础，发达国家经过长时间的发展改革形成了各具特色的食药监管体系。美国、澳大利亚、加拿大、日本等多数国家具备有效的调节系统和严格的市场监管机制，食药安全事件的风险相对于发展中国家要小得多。作为食药监管的技术支撑部门，食品药品检验系统只有通过检验创新，不断提升自身的技术能力，才能满足日益发展的安全监管需要，保证公众饮食用药安全。

健全的突发事件应急管理模式。发达国家有关食品药品检验等相关法律法规比较完备，在各个环节和层面上都有较科学的规范，美国、英国、日本等各个国家已经形成比较完善的突发事件应急管理模式。例如美国经过不断改进已经形成了一套完整完善的法律体系，从联邦法、行政命令、联邦条例、规程到直接规范运作机制的预案、计划、规则等都门类齐全，并且设置专门的应急管理机构，执法程序已经实现了制度化、规范化。相比之下，我国食品药品突发事件应急管理能力尚处于起步阶段，快速技术检验尚处于探索期。只有在检验创新促使药检机构对食品、药品突发事件的应对、控制和处理能力不断提升的前提下，我国食品药品突发事件的应急管理模式才得以逐步健全和完善。

全球食品安全预警体系。WHO于2004年创建了国际食品卫生网络（INFOSAN），包括两个主要组成部分，一是食品安全紧急事件网络（INFOSAN EMERGENCY），它将国家官方联络点连接在一起，以处理有国际影响的食源性疾病和食品污染的紧急事件，并使能迅速交流信息；二是发布全球食品安全方面重要数据信息的网络体系。在生产要素全流通、资源配置全球化的背景下，我国经济与世界经济联系更为紧密，技术壁垒、贸易摩擦越来越频繁，经济运行和经济安全环境受国外的影响更大。在经济全球化、贸易自由化的今天，进出口更加频繁，开放带来的经济安全问题日益受到重视。这对我国目前的监管模式是一个挑战，我们必须更大地担负起经济调节、市场监管和公共服务的宏观职能。因此，检验机构不仅要有执行标准的能力，还要有研究和制定标准的能力及分析生产工艺和帮助企业解决质量问题的能力。

小贴士

食源性疾病

食源性疾病（Foodborne Disease）是指通过摄食而进入人体的有毒有害物质（包括生物性病原体）等致病因子所造成的疾病。一般可分为感染性和中毒性，包括常见的食物中毒、肠道传染病、人畜共患传染病、寄生虫病以及化学性有毒有害物质所引起的疾病。食源性疾患的发病率居各类疾病总发病率的前列，是世界上最突出的卫生问题。

● 国际竞争中的创新"核武器"

随着全球科技发展和产业竞争的加剧，新科技革命的巨大能量日益蓄积，科技成果转化速率不断加快，检验领域正孕育着重大技术突破，围绕检验事业发展与升级全球格局已经在酝酿成形。如果将国际检验竞争比作一场战争，检验创新就是其中最具杀伤力和威慑力的"核武器"。美国多次发布"美国创新战略"，以求在前沿领域取得突破；欧盟提出智慧增长、包容增长、可持续增长，支持卓越科学研究等事实，可窥一斑。

检验科技快速发展的背后是世界范围内新一轮的国际竞争。随着科技资源全球化流动、配置和开放创新，合作创新和资源配置的新模式不断出现，新的规则和制度正在逐步形成。各国纷纷制定相关政策促进创新。一些发达国家利用投资协议、贸易政策和知识产权等国际规则保护本国的利益，抑制其他国家的创新。检验创新能力特别是检验标准的制定与推广能力已经直接关乎我国检验在国际话语权的大小。在全球检验竞争浪潮风起云涌之时，以检验创新为内核提升检验能力，占领竞争制高点、赢得国际话语权已然刻不容缓。这要求我们既要研究、掌握和运用国际规则，不断以检验创新推进开放合作；又要增强参与全球治理的综合能力，提升研究制定国际规则的话语权，切实维护好中国食品药品检验在全球竞争中的合法利益。

2. 国内形势时不我待、水到渠成

当前，我国正处于改革开放攻坚期、反腐治标关键期和公众舆情关切期。食品药品安全备受公众关注，已经上升为重大的民生问题。同时，食品药品检验机构面临着机构改革、职能合并、转型发展等多方考验。相比与国际形势迅速演变带来的诸多压力，处于转型期的中国检验，其国内形势更为严峻，矛盾更为突出，机遇稍纵即逝、发展时不我待，食品药品检验新一轮转型跨越的号角已经吹响，抢抓机遇创新实践，抢时争先勇拔头筹，检验创新必会瓜熟蒂落，水到渠成。

- **破茧成蝶——社会经济转型呼唤检验创新**

中国经济已悄然进入新"拐点阶段"，进入经济增速换挡期、结构调整阵痛期和前期政策消化期。经济转轨和社会转型给各行各业带来了前所未有的冲击。同样，"增长减速"、"结构调整"使检验检测机构面临的形势更加复杂，内外部挑战更加多元化，不确定性、不平衡性和脆弱性凸显。这就要求我们，要敢于正视现存问题，面对挑战，以检验创新为抓手，从微观低效的传统检验工作中解放出来，锐意改革，在改革浪潮中实现华丽转身。

传统模式不能完全适应现代检验的要求。改革开放以来，我国制药技术发展迅速，但是监测的自动化和智能化程度仍然受限于传统的检验模式。大量采用人工检测，不仅成本高、效率低、差错率高，而且不容易做到全检。另一方面，由于信息化程度不高，质量数据没有电子化，不能被重复利用，导致大量数据不能转化为成果。传统的检验模式已经不能适应日益增长的"四品一械"检验数量增长的要求，检验工作者与设备不堪重负，出现了"检不快、检不完、检不了、检不准"的现象。同时现有的传统模式缺少间接管理，没有形成行业与大众认可的第三方检验机构，大量的微观检测任务交给政府机构承担，加大了政府部门的压力。另外现在我国对商品检验管理实施的是分段管理，政府直接管理和批批检验的监管手段，容易忽视对社会各个方面资源的有效利用。

检验资源匮乏影响药检的发展。随着国家经济快速发展，检验系统也在不断加速扩张，检验范围与检验业务都有明显的增长。而相应的检验工作者的增长却并不明显，导致检验系统人均业务量已增长为过去的2～4倍。检验业务陷入疲于应付、顾此失彼的局面，检验工作者缺乏创新意识，对标准的理解和研究不深入，影响检验结果的评判。检验工作者少、检测设备不足，而业务量剧增，资源不足和业务量大之间的矛盾成为制约药检发展的"瓶颈"。

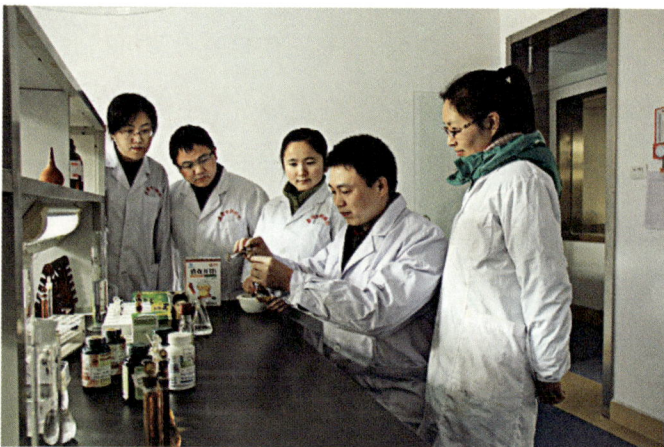

检验工作者在开展保健品和化妆品检验技能培训

食品药品检验职能不适应安全监管要求。随着检验机构不断的改革创新，检验职能也应该顺应组织机构的发展不断发展丰富。各级食品药品监管机构的职能范围扩大到食品、保健食品和化妆品等，食品药品检测机构相应承担了与其职能相关的技术工作。但由于改革的步伐不同步，造成了检验机构的职能与监管要求不适应。

检验职能应实现从单纯的检测到宏观管理的转变。在监管模式的运行过程中，通过质量安全诚信受惠等鼓励政策的引导，促进企业不断追求卓越质量管理，促进行业整体质量水平的提高，实现以质取胜。

通过组织机构改革，将检验重点放在安全、卫生、健康、环保等重点上，同时在工作中将重点放在高风险、低诚信的企业上，大大提高把关的针对性和有效性，提高检出率。完善社会经济服务职能。坚持以人为本，推行诚信建设，提高政府公共服务能力，维护贸易公平与平等竞争，创造良好市场经济秩序。检验创新与检验机构的职责息息相关，作为政府授权和企业委托的质量安全监管领域，检验机构的技术水平、管理机制、运行机制应能够更好地实现机构职能，满足当下时代的需要。

- ### 知己知彼——检验机构自身发展呼唤检验创新

经过国家多年的投入建设，全国食品药品检验机构已经初具规模。但随着群众对食品药品安全需求的提升和监管要求的提高，检验机构的优势与劣势显而易见。只有敢于面对问题，大胆改革创新，才能推动检验事业持续大步前进。

检验机构的优势。① 地位优势：食品药品检验机构是食品药品监管的重要技术支撑和保障部门，是我国食品药品医疗器械检验检测实验室中检测能力最强的机构；② 地域优势：各省食品药品检验机构分布在食品药品医疗器械产业区、集聚地以及重要的进出口口岸，尤其覆盖引领行业发展的珠三角、长三角及环渤海湾产业集群；③ 人才优势：各省检验机构集中了食品药品医疗器械检验系统一大批具有高素质、高水平、具丰富技术经验的专业技术人才；④ 硬件优势：经过国家的持续投入，各省检验机构拥有良好的实验室条件，先进的仪器设备；⑤ 技术优势：各省药检机构均有技术强项，特别是医疗器械检验机构具有专业归口，是标准化委员会秘书处所在地，能及时掌握国内外最新检验技术，拥有完善的国内外标准和法规信息；⑥ 合作优势：各省检验机构分布全国，

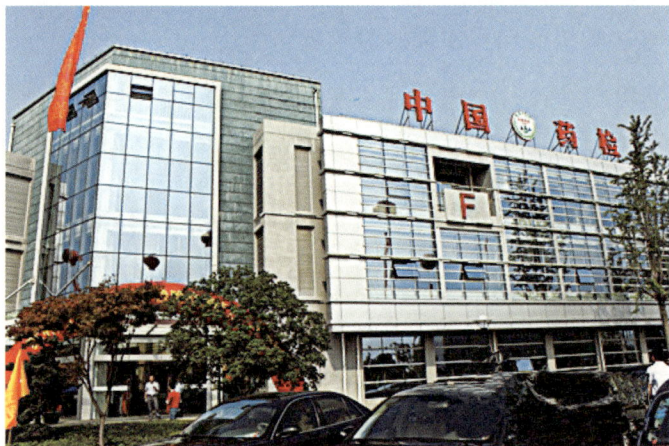

"中国药检"大楼

并有良好的合作关系和协同关系；⑦ 其他优势：各省检验机构实验室质量管理体系运行良好，是中国计量认证和CNAS认可实验室，部分获得国际组织、外国政府机构或组织以及国际大企业的认可、认证。

检验机构的劣势。① 市场意识不强：长期从事食品药品医疗器械监管行政执法技术支持和技术保障，市场竞争意识较差；② 运行机制不活：参照公务员、财政补贴事业体制、自收自支体制等多种体制并存，缺乏统一的管理体制，难以适应开放、竞争的检验市场；③ 科研实力薄弱：在开放、竞争的检验市场中，只专注技术检验，对技术科研、培训等关注不够，科研能力较弱，综合影响力不大；④ 整体意识欠缺：各省药检机构各有所长，特别是医疗器械检验机构归口专业不同，未能形成统一的技术联盟，彼此互动不多；⑤ 资源共享不足：各省药检机构的相互沟通、相互配合、相互支持仍待进一步加强。

- **展翅高飞——创新驱动发展战略呼唤检验创新**

科技兴则民族兴，科技强则国家强。党的十八大明确提出创新驱动发展战略，并强调科技创新是提高社会生产力和综合国力的战略支撑，必须被摆在国家发展全局的核心位置，通过科技创新推动改革。自主创新、重点跨越、支撑发展、引领未来是中国共产党提出的建设创新型国家的指导方针。创新型国家的建设主要包括两个系统，一个是以科技创新为核心的"硬件"系统；另一个是以创新观念、创新文化、创新制度和创新人才为主要内容的技术创新支持与服务的"软件"系统。创新的两个系统间存在双向互动的关系。

在这样的大背景下食品药品检验机构作为监管技术支撑机构，要自觉践行国家创新驱动发展战略，把推动检验技术发展与推动医药经济发展紧密结合起来，形成自有的技术创新体系，通过检验创新推动检验事业的发展。一方面，要以创新引领技术发展，以技术发展提升检验水平，打造中国检验行业的"硬实力"。另一方面，要确立创新观念、形成创新文化、健全创新制度、培养创新人才，以此提升构建创新型检验系统的"软实力"。唯有"软硬兼施"，在"双系统"之间形成良性互动，在竞争中赢得主动，在发展中谋求创新，方可提升检验的技术水平，形成在行业中的核心竞争力。

第二节　抢抓检验发展机遇，迎接检验创新挑战

在食品药品检验领域，人民群众安全需求的日益增长与安全状况不理想之间的矛盾；体制改革的步步深入与管理机制的呆板僵化之间的矛盾；健康产业科技水平的日新月异与食品药品检验能力的不足之间的矛盾；食品药品交易市场的秩序诉求与监管执法的交叉空白之间的矛盾；行业竞争的日益激烈与检验发展的故步自封之间的矛盾还不同程度的存在。

事物发展的根本原因就在于事物内部的矛盾性。我们应用联系的、变化的、运动的、发展的、全面的观点去处理这些矛盾，因势利导，勇往直前。矛盾之中机遇与挑战并存，诚然新时期、新问题的出现使当前检验系统面临不小的挑战，但对于整个系统的发展来说这是绝无仅有的良好机遇，检验创新依赖于整个系统从上到下每一部分的创新实践，唯有不惧挑战、攻坚克难，才能在这一大好的历史平台上，实现新的发展与突破。

1. 机遇——要我创新VS我要创新

创新是人类文明进步的本质特征和独有品格。依靠创新，人类摆脱了史前的愚昧时代，迈进文明的门槛；依靠创新，人类社会不断发展进步。当今世界，创新，尤其是科学技术的创新，已经成为国家发展的动力之源，成为民族兴旺的助推利器。现阶段，国家对食品药品的监管力度不断加大；群众的产品安全意识逐渐增强；食品药品产业飞速扩张；企业的转型发展对质量要求不断提高。这些对于我国食品药品检验事业的发展而言，无疑不是百年一遇的机缘，食品药品检验系统必须要抓住创新的机遇，化被动为主动，从被迫创新过渡到自发创新，从"要我创

新"进化到"我要创新"。

● 机遇一：食品医药产业技术日新月异"要我创新"

科学技术的发展总是经历着综合、分化、再综合的过程。在食品药品领域，其涉及学科众多，囊括生命科学、化学、物理、计算机科学、信息科学、机械工程等多个学科领域，其研发生产制造高度依赖于这些学科的融合渗透，现代科学发展的聚散共生所产生的影响显得尤为深刻。生物科学取得突飞猛进的进展使得从分子水平去探索生命的本质变为现实，并深刻地影响着药物研发的策略与模式，一系列新思路、新技术和新方法催生了更多更高疗效的药物；信息科学的日新月异实现了食品保健品生产制造过程的数控化，并将继续在更深、更广层次上渗透和改造传统制造业；精细化工、应用化学等学科的发展极大地丰富了现代人的化妆品种类和功效，帮助人们还原于"爱美之心，人皆有之"的自然状态，着力寻求最佳的生活方式；机械制造、电子科技的技术进步带动医疗器械的更新换代，人类对疾病的预防、诊断、治疗、监护、缓解有了比以往更足的信心，伤残病痛所致的苦楚得以最大程度的减轻。各个学科的崛起与发展，为学科交叉提供了广泛而深刻的理论基础以及新的技术手段和有力工具，二者进一步结合转换为先进的生产力，推动食品医药产业进入革命性的巨变。

近些年来，我国食品医药产业发展十分迅速，市场容量不断扩大，在国民经济中的比重也不断上升，成为推动我国经济发展的又一新兴动力。

生产技术水平的快速提高，产业规模的迅速壮大，对产品的

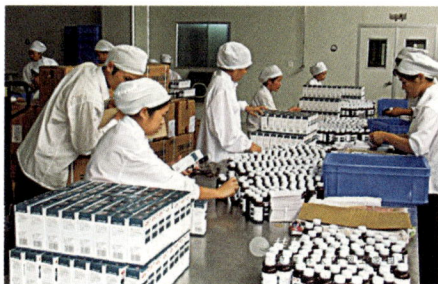

食品药品产业发展迅速，规模壮大。图为某药企生产车间一景

51

安全质量要求也越来越苛刻，而科学的检验是衡量"四品一械"质量高低、产品优劣的重要依据，是保证相关产品质量安全的重要基础，科技水平的日益更新也给检验工作提出了更高层次的要求。然而现状是，作为产品质量风险控制的首要手段，食品药品检验系统现有的技术水平并没有办法完全满足这种要求，不少高科技造假成为监管的漏网之鱼。检验方法不全、检验设备档次低、快速检验不成熟、质量控制落后、检验标准不统一等问题仍然存在。而在食品药品检验的其他领域，检验工作也面临着不能同步于科学技术发展的巨大挑战。检验能力不足造成的影响深远，对高科技假冒伪劣产品的检验死角不仅会加大饮食用药用械的安全风险，引起公众恐慌。而且随着经济全球化不断深入，我国食品药品产业正在由过去主要开展简单的进出口贸易，发展为更全面深入的对外开放，产品的质量安全保障不力也会抑制国外市场对中国制造的相关产品的需求，影响产品出口进而影响中国经济的发展。此外检验检测作为保障公众饮食用药用械安全的重要技术手段，技术含量高、专业实践性强，其自身所依赖的医药、电子等科学技术也在不断发展，在当前面临着复杂的形势和艰巨任务的情况下，如若检验工作自身的检验策略、

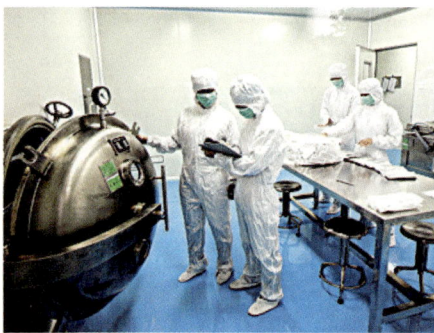

整治医药高科技造假，必须以高科技检测回击

分析方法和仪器设备等还不能随之相应地改变和提高，不能从"单纯技能型检验"向"创新科研型检验"转变，它就只能在科技快速发展的历程中被冷落、被边缘、被淘汰，因此，检验创新势在必行。

💡**链接**　　　　　　　**化妆品产业高速发展需要检验保驾护航**

目前我国检验系统主要依据《化妆品卫生规范》(2007年版)（以下简称《规范》）对化妆品进行监管。《规范》明确了化妆品的卫生要求，详细列举了化妆品组分中的禁/限用物质和限制使用的防腐剂、防晒剂和着色剂的清单和具体内容，同时新增"暂时允许使用的染发剂"清单，对最大允许使用范围和其他限制要求做出了规定。具体包括1208种禁用物质和78种禁用植物、73种限用物质、56种限用防腐剂、28种限用防晒剂、156种限用着色剂、93种暂时允许使用的染发剂。而《规范》中检测方法有27类，仅涉及94种禁/限用物质，总共不到0.05%。显然现有的检验水平无法满足《规范》中化妆品禁/限用物质检测的需求。

近年来，我国化妆品产业发展迅速，是国民经济发展最快的行业之一，化妆品是多种组分的混合物，成品安全性的基础是其组成成分(原料)的安全性，受工业技术进步的推动，化妆品原料的种类日新月异，也促成越来越多禁/限用物质的增列，增加了检验机构的工作难度，因而也极大地提升了化妆品的质量安全风险。如果检验方法能及时更新到位，与化妆品工业的科学技术进步相同步，势必给其质量提供有力保障。质量是产品的刚性衡量指标，一旦产品的品质得到保障，化妆品行业发展的势头会更加强劲，带来的社会效益与经济效益不可估量。因此，建立快速、灵敏、准确的化妆品中禁/限用物质或功效成分的标准检测方法，是建立健全我国化妆品检验技术体系工作的重点。

• 机遇二：体制机制改革步步深入"我要创新"

党的十一届三中全会以来，国务院机构经过六轮改革，形成了基本适应社会主义市场经济体制的组织架构和职能体系，为推动科学发展、促进社会和谐提供了有力保障。为建立办事高效、运转协调、行为规范的行政管理体系，党的第十二届全国人民代表大会第一次会议批准通过了关于国务院机构改革和职能转变方案的决定，其中，将国务院食品安全委员会办公室的职责、国家食品药品监督管理局的职责、国家质量监督检验检疫总局的生产环节食品安全监督管理职责、国家工商行政管理总局的流通环节食品安全监督管理职责整合，组建国家食品药品监督管理总局。体制改革之后，食品在生产、流通、消费环节的安全性，药品安全性、有效性实施统一监督管理，以确保食品药品监管工作上下联动、协同推进、平稳运行、整体提升。

食品药品监管体制改革后，监管部门任务更加艰巨、责任更加重大，因此更要重视和加强检验检测工作。将强化技术支撑体系作为食品药品监管体制改革的重点之一。检验检测是食品药品监管的基石，是监管工作必须始终依靠的技术力量。而整合检验检测资源，推进检验检测体系建设是职能转变中需要重点加强的内容。

食品药品检验检测机构所从事的检验检测工作，涉及国家对社会公共安全、公共利益保证作用，具有国家行为和公益性的特征，其机构建设、仪器设备、人员费用等均拟由国家财政支付，按照事业单位注册登记。而随着国家体制改革的不断深化，检验机构的事业单位体制改革也在逐步推进中。2011年，我国首次提出在全国分类推进事业单位改革，并明确改革时间表，要求到2015年完成事业单位分类，到2020年建立起功能明确、运行高效、治理完善、监管有力的事业单位管理体制和运行机制。

检验资源的相继整合意味着食品药品检验机构的主要工作职能会有重新的定位，相应的，检验机构的日常管理、人员调动、设施配置、基础建设、能力建设等相关工作也需要重新进行研究和具体部署。资源整合之后，检验系统职能任务逐年拓展，职能任务与体制编制之间的矛盾越发凸显，资源整合与事业单位改革如何统筹推进，成为制约检验系统长远发展的"瓶颈"。既然已经形成瓶颈制约，依靠常规办法肯定难以破解，所以实现科学发展的根本途径，还在于创新。创新之举，首要一步，就是由点到面的理念更新。检验系统要转变固有的重技术轻管理的思维定式，认识技术能力和管理效能已经成为推动行业向前发展的两个轮子，缺一不可这一事实。一方面，检验系统要抓住机构改革契机，适应行业监管工作新需要，进一步通过科技创新完善和加强检验检测能力，不断提高食品药品监管工作的科学化水平。另一方面，要转变管理理念，创新管理方式，优化管理体制，科学制定管理制度，理顺上下关系，研究探索加强资源整合的方式方法，推进建立规划科学、布局合理、专业权威、运转高效的食品药品检验检测体系，通过创新来推动体制改革进程，也为自身的科学发展注入新鲜的活力。

> **小贴士**
>
> **事业单位**
>
> 事业单位相对于企业单位而言，它们不以营利为目的，是一些国家机构的分支。一般是以增进社会福利，满足社会文化、教育、科学、卫生等方面需要，提供各种社会服务为直接目的的社会组织。

2. 挑战——人无我有 VS 人有我优

市场如战场，新时期检验系统面临的挑战无处不在：食品医药产品更新日新月异，技术要求不断提升，国外检验机构的竞争在不断增强，国内其他检验机构的羽翼也日渐丰满。社会的发展，政治的进步，经济的繁荣，贸易的交往，对检验工作的改革创新提出了更加迫切的发展要求。虽然兵无常势，水无常形，但是在战场上屹立不倒的常胜将军都有其独门法则，孙子兵法告诉我们"能因敌变化而取胜者，谓之神"。换言之，在检验领域只有不断依靠检验创新，不断做到"人无我有、人有我优"，才能兵来将挡，水来土掩，找到检验发展的新活路，立于不败之地。要勇于面对挑战、接受挑战，打造一支人民群众信得过，专业技能过得硬的检验队伍，是当下食品药品检验系统的重中之重。

- **挑战一：人民群众日益增长的安全需求驱动创新**

改革开放以来，我国的食品药品产业快速发展，产能产量持续增加，品种日益丰富；国内消费者对"四品一械"消费能力呈现不断上升和扩大的趋势。如今的民众可以择优而食，民以食为先，食以安为先，他们更加关注的是能否吃得放心，用得安心，对安全寄予更高的期待。

不可忽视的是，食品药品安全问题不仅仅是一项基本的民生问题，在中国这样一个拥有其他任何国家都无法比拟的食品药品消费需求的人口大国里，作为国民经济的重大支柱产业，作为扩大内需、促进经济持续健康发展的强劲动力，食品药品的质量安全比其他任何领域更需要得到保证。此外，现代传媒高度发达，信息公开化透明化的提高使得关乎公众健康的安全问题具有显著的放大效应，任何一个食品药品安全问题的曝光都有可能成为一个影响政府公信力的重大政治问题。总的说来，

食品药品安全问题备受民众关注。图为食品药品安全宣传进社区

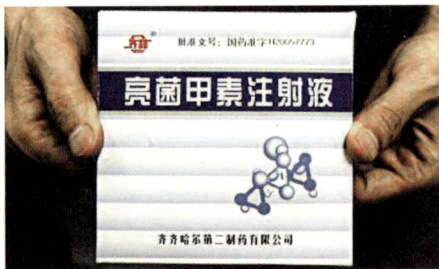

"齐二药"生产的含致命二甘醇注射液

保障食品药品安全对于我国的民生、经济、政治和社会均具有重要的影响作用。应该看到，一系列食品药品安全事件的发生，对人民群众的身体健康和生命安全造成很大的威胁，加重民生焦虑、降低了国民幸福感。由此，

"齐二药"事件受害者

检验机构的业务范围囊括药品、医疗器械、保健食品、化妆品和餐饮服务食品，从健康阶段的食品、保健品、化妆品到疾病及后期治疗阶段的药品、医疗器械，检验系统的任何一个职责领域都无一例外地与广大人民群众的日常生活紧密连接在一起，都可能关乎重要的健康问题。食品药品检验系统所要担负的责任重大，义不容辞。

▶ 案例：　　　　打击假劣药品的利器——药品快速检验技术

　　在监督检查中，假劣药品经常以不同的形式出现在市场。2012年9月5日，国家食品药品监督管理局印发《加快推进药品快速检验技术研究与应用工作指导意见》，明确了加快推进药品快速检验技术研究与应用工作的指导思想、工作目标、主要任务、工作分工和保障措施。药品快检技术是指应用现代药物分析和信息技术，在监管现场能够对样品进行快速分析，从一个或一批未知危险度的样品中筛查出可能危害人体健康的样品，并能将这些可疑样品提交并经过相应的验证方法和补充验证方法进行进一步的评估、检验和确认其危害成分的技术检查方法。快检技术以其简单快捷的特点，成为了现场筛查假药的手段之一。在2006年"齐二药"二甘醇污染事件、2007年全国打击假人血白蛋白的专项行动中，药品快速检测技术发挥了至关重要的作用；

在2008年初的南方雨雪冰冻灾害中，把住了基层药品安全关；汶川大地震后，在当地药品检验所无法正常开展工作的紧急情况下，药品快检车对救灾捐赠药品进行快速检测，做到了不让一粒假劣过期药品流向灾区；在北京奥运会、广州亚运会等重大活动赛事期间，对运动场馆、接待酒店、商业中心等周边地区涉药单位进行巡查，确保了市民、游客和工作人员的用药安全。

更应该看到，无论是检验技术水平的发展还是检验流程的改进，都可以不同程度地促进监管效率的提升，监管成本的降低和药品监管力度的加强。所以，我们需要认识到，创新不仅仅局限于其业务方面的科学发现和技术发明，更包含了与检验活动相关的各个环节，如检验标准、

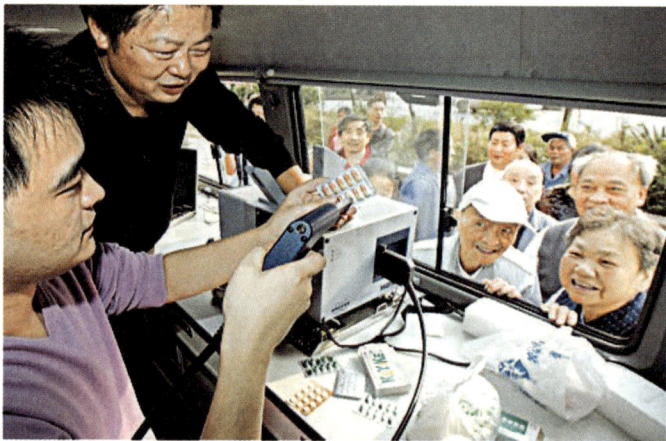

药品快检车检测药品真假

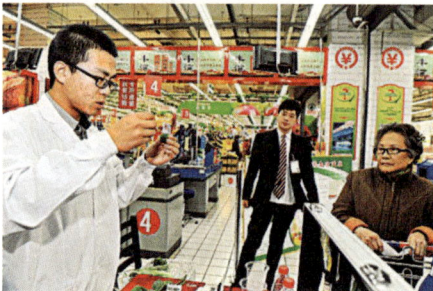

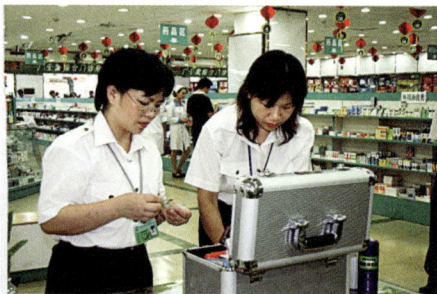

太原市食药监局检测点搬进超市16类食品现场免费快检

检验流程、组织管理、组织制度等。大力倡导科学检验创新精神的首要步骤，就是要更新检验战线上广大干部职工和科技工作者头脑中关于技术创新的概念。事实上，检验系统的技术创新可以有不同的切入点，实现的关键在于其自身是否足够敏感，是否能因势利导，研究开发，推进多种创新活动。

▶ **案例：** 　　　　　　　　　**多个省级药检所建立非法添加筛查平台**

　　近年来，一些假药披上了新型技术的外衣，通过运用高科技手段来规避药品标准进行造假。如在一些民族用药、中成药中擅自添加西药成分，镇静类中成药擅自添加安眠药物，降糖类中药擅自添加西药格列本脲等。这些药物如果长期服用会对患者产生潜在危害。但是这些药如果按照现行的药品质量标准进行检验，往往发现不了问题。同时，这些药在短期内的"效果"又比较明显，所以这些假药既不容易检验出来，又不容易被大多数消费者察觉，造成了安全隐患。又比如，生产企业为了增加保健食品的功能，非法添加化学药物，常见的有降血糖类保健品，非法添加格列苯脲、格列奇特等。其结果是严重威胁、损害人民群众身体健康和生命安全。国务院机构改革以前，我国食品检验部门监督抽验依据标准只检查与该产品相关的质控项目，而不涉及是否会有药物成分；而食品药品检验检测机构又不具有对食品检验的资质。从而形成了保健品监管的"盲区"。然而，国务院机构改革以后，食品药品检验检测机构有承担食品检验的工作职责，这显然有助于对保健食品的行政监管。北京市药品检验所经过多年的积累和努力已建立的多种非法添加药品的筛查平台，对于保健食品中非法添加西药成分进行了有力的监管和打击。北京市药品检验所利用该平台的技术支持协助北京药监、公安和海关，侦破了非法销售"泰国YANHEE(雁禧)减肥药"的刑事案件，共查封假药近12万粒。

目前，多个省级药检所均已建立的非法添加筛查平台，如何有效的共享资源，形成全国性的监控打击非法添加，应加强相关机制的建立和研究。特别是食品药品监督管理部门如何共享食品药品检验检测机构有关的研究信息，提高监管的针对性，充分发挥食品药品检验检测机构的价值与作用，而不用再通过行政程序层层申报，由国家总局下达通知全国行动的传统方式进行运动式进行监管。

💡 **链接**   **社会蓝皮书**

2011年12月19日，中国社会科学院在北京举行的中国社会形势报告会上发布了2012年《社会蓝皮书》。蓝皮书分析了2006～2011年城市居民关注的社会问题，发现在2007年、2008年、2010年、2011年，物价问题均位列关注榜榜首，而食品药品安全问题是让老百姓感到最不安全的问题。2008年发生的"三鹿事件"导致该年度食品药品安全问题的关注程度仅次于物价问题；在2011年的调查中，食品药品安全问题依然不能让百姓感到安全，位居关注榜第三位。

- **挑战二：强化科学监管期待创新**

随着食品医药市场的逐步开放与扩大，其产销渠道、经营领域及方式也日益改变，其生产、加工、经营环节也愈加复杂，增加了监管活动的难度，极易造成假冒伪劣食品药品进入市场，不仅对消费者健康产生直接或间接的危害，更严重地干扰着市场秩序，影响国民经济的有序运行。如食品生产中滥用保鲜剂、防腐剂、添加剂，食品和非食用品混装；药品保健品化妆品领域产劣售假、夸大宣传、言过其实等违法行为屡见不鲜；医疗器械方面，虚假注册申报、违规生产、非法经营、使用无证产品、不良反应监测缺失等。

货架上的食品琳琅满目

　　随着科技进步，犯罪分子制售假劣食品药品手段也日益复杂化、隐蔽化，利用高科技手段和规避药品标准造假案件呈上升趋势，在监管上如若不利用现代化手段往往难以觉察。没有超前的检验技术就没有科学的食品药品监管，技术层面的造假结果必须要以高技术水平的监督来遏制，因此，检验系统亟须研发新的检测方法和判定标准，研制相应的仪器和试剂，从而扩大监测范围，提高检验检测技术水准。面对当前食品药品事件处于风险高发期和矛盾凸显期，传统的监管理念不能适应瞬息万变的社会发展步伐。近年来，国家加大了对食品药品的监管力度，将监管关口前移，从源头入手，变被动监管为主动监管，最大限度地降低食品药品事件发生频率。因此，食品药品检验系统应经过不断创新，为科学检验提供依据，进而保障人民群众用药安全，净化食品药品市场，发挥职能作用。

▶ **案例：**　　　　深圳药检创新检验方法打击"褪黑素"

　　近年来，不法分子为谋取暴利，在安神、改善睡眠类健康产品中非法添加激素"褪黑素"的违法行为日益猖獗。深圳市药检所为有效打击这一违法行为，于2011年10月开展了针对安神、改善睡眠类健康产品中非法添加"褪黑素"的专项研究。该所技术人员经大量实验研究，建立了高特异性的褪黑素显色方法，可以通过滴加显色剂判断样品是否非法添加了褪黑素，检测过程仅需1分钟。经液相-质谱联用等方法验证表明，这一快筛方法的结果准确可靠。

由此，该所建立了安神、改善睡眠类健康产品非法添加"褪黑素"的快速筛查方法。该方法反应迅速、显色效果明显、操作简单、成本低廉、便于现场操作。此外，该所还研制了"褪黑素"检测试剂盒，实现该方法的产品化和推广应用，促进科研工作与科学监管的有效衔接。

褪黑素检测试剂盒

小贴士

褪黑素的副作用

褪黑素本身是人体内存在的一种激素，但大量服用易产生恶心、呕吐、过敏、男性生殖功能下降、胎儿畸形等副作用。在健康产品中擅自添加褪黑素，易使患者在不知情的状况下，发生过量服用或与其他药物交叉服用的现象，引发不良后果。

- **挑战三：检验行业愈发激烈的竞争角逐倒逼创新**

随着社会经济及各项产业，特别是高科技产业的迅猛发展，各种消费品及工业品的生产日益规模化、标准化，人们对产品质量、安全的要求也不断提高，作为质量保障的技术支撑，检验检测成为贸易双方品质鉴定和政府机构评定的重要手段，在研发、生产、贸易等各个环节的作用日益凸现。随着我国加入WTO 以及改革开放的不断深入，我国第三方检测市场步入快速成长期。2008年出现的三聚氰胺事件，严重打击了消费者对中国食品安全的信心，与此同时也将第三方检测推到了人们的视野中。2008年国家在集中检测奶制品中三聚氰胺时，指定部分第三方检测实验室可提供三聚氰胺检测服务的举措引发了消费者、各方相关人员对第三方检测的关注。

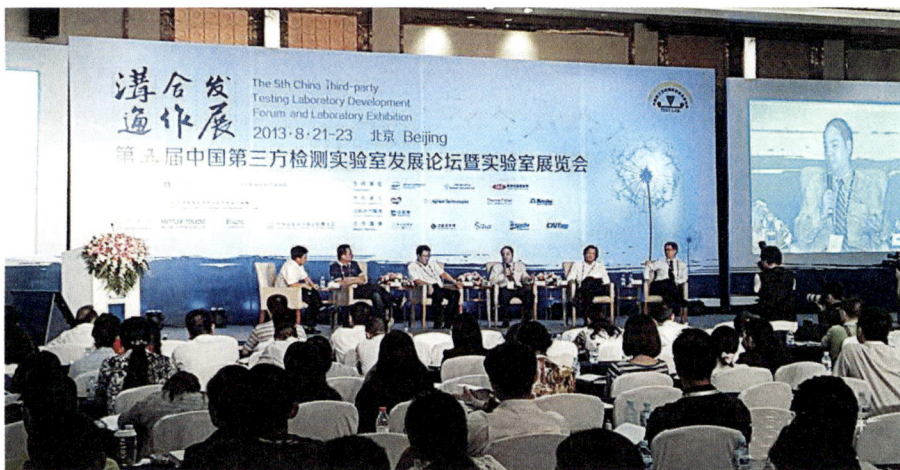

第三方检测异军崛起

💡 链接　　　　　　　　　　　　第三方检验

　　我国独立的第三方检验检测行业是在政府逐步放松管制的基础上慢慢发展起来的，到目前为止，其发展进程包括5个阶段，依次是检验检测初步发展 ➡ 国家检验检测机构负责所有商品检验 ➡ 开始对民间资本开放商品检验检测市场 ➡ 界定行政执法性质的强制性检验检测工作与民事行为的检验检测业务 ➡ 允许外资独资检测机构进入中国。目前我国市场第三方检测机构主要包含3类：政府检测机构、国外知名检测机构、民营第三方检测机构。面对当代社会竞争日益激烈的市场环境，外资企业有强大技术实力及品牌，国有检测机构某些方面垄断性优势，民营企业的资本实力偏弱。

　　随着市场经济发展的纵横交错，食品医药企业为满足各种认证需要，对第三方检测机构的服务需求也会越来越多，国内检验检测市场日益庞大，发展前景可观。虽然现阶段大部分食品药品检测资源被政府垄断，但从国家的政策导向来分析，检验市场开放的大趋势不变，为了进一步完善检验服务业的发展环境，国家大力鼓励第三方检测机构的发展，鼓励社会资本投资设立检验检疫技术服务实体，鼓励将可外包检验检测服务的业务发包给专业服务企业，从各个方面推进检验检测机构市场化运营。这意味着在不久的将来，会有越来越多政府层面的检测任务向民营和外资检测认证机构开放，专业化商检机构的建立将成为检验检测市场发展的必然。根据对人体危险程度及政府可承受能力，可对政府开放检测领域的趋势作相应分析，依次推断为：率先开放工业品、消费品领域的检测，随后是食品、环境领域检测，最终开放药品、医疗器械、特种设备领域。

　　💡 链接　　　　　　　**推进检验检测机构市场化运营**

　　在《国务院关于加快培育和发展战略性新兴产业的决定》（国发〔2010〕32号）中，国务院就加快发展高技术服务业提出一些意见。其中建议，要推进检验检测机构市场化运营，提升专业化服务水平；充分利用现有资源，加强测试方法、测试技术等基础能力建设，培育第三方的质量和安全检验、检测、检疫、计量、认证技术服务，鼓励检验检测技术服务机构由提供单一认证型服务向提供综合检测服务延伸；要有序开放高技术服务业市场，构建各类企业公平竞争的市场环境，在检验检测等领域进一步放开市场准入；按照营利性机构与非营利性机构分开的原则，引导和推进检验检测等领域体制机制改革，加强市场化服务。

随着政府由传统管控型向公共服务型转变，检验检测行业将朝着公益性机构发展，政府干预和调控逐步减少，加之第三方检验检测实验室进入，检验检测行业势必将接受市场的选择。在国际知名第三方检测机构的相继进入以及民营检验机构的大力发展的大背景下，如果依旧拘泥于过去、仅仅满足于向上级监管部门提供技术服务，政府的检验检测部门必将丧失竞争力。

第三方检测的崛起激起检验市场的竞争，也倒逼食品药品检验机构通过检验创新，提升自身的技术能力，以增强抗击风险的能力。"生于忧患死于安乐"，竞争是残酷的，检验机构要有忧患意识，要正确面对第三方实验室进入检验检测行业而带来的竞争局面，主动适应社会变化和随之而来的市场竞争，思考当前的技术力量和资源配置，建立与市场经济体制相适应的新型事业单位，发挥检验检测行业的整体优势，进一步解放和发展社会生产力。多元化的竞争对于检验系统来说是挑战，但也是行业发展的福音。

第三节　创新——科学检验的灵魂战车

世与时变，情随事迁。僵化泥古必然落后，食品药品检验系统改革迫在眉睫。以史为鉴，可以知得失，食品药品检验系统六十多年来的发展历程，融入了几代检验工作者的汗水和智慧，历史的本身就是经验，笃学之，慎思之，明辨之，必得益。回顾过去，创新如同大海航行的航标灯塔，又像破解难题的万能钥匙，指导食品药品检验工作不断克难攻坚、破旧立新、开拓进取。放眼未来，我们依旧坚信，只有创新，才能实现食品药品检验系统的科学发展。可以说，创新就是科学检验的灵魂战车，是食品药品检验系统自上而下的精神支撑和动力之源。深刻洞悉改革的内涵，把握时代发展的脉络，以创新之车不断驱动检验事业的科学健康前进，是食品药品检验机构履行科学监管职能、实现良性循环发展的永恒主题。

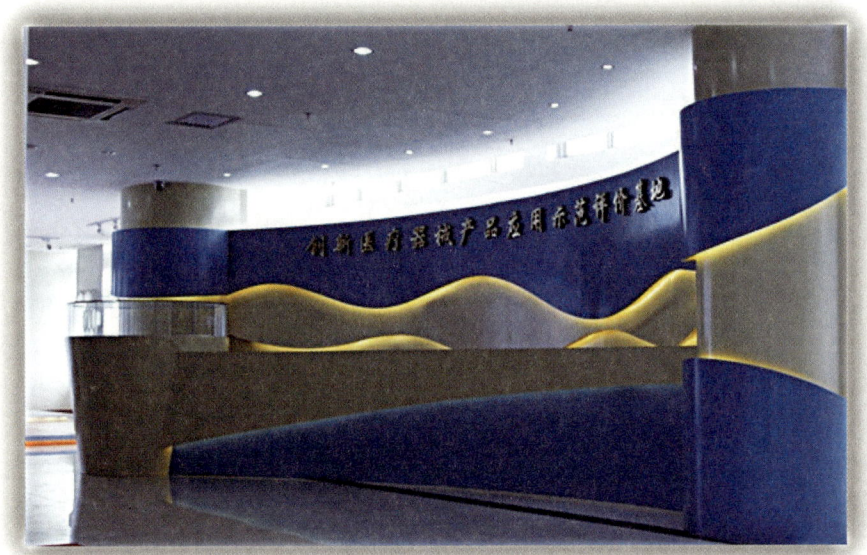

广东省创新医疗器械产品评价基地

1. 创新思想的四轮驱动

如果说创新是科学检验的灵魂战车，那么创新思想就是驱动其不断前行的四只车轮。思想是行动的指南，僵化的思想观念如同生锈的轮毂，再强大的战车也难以启动前行。而一切的创新本质上都源于思想观念的创新，所以检验创新，最根本的还是体现在思想观念的转变上，只有顺应形势演进不断解放思想，跟随时代进步及时更新观念，适乎世界之潮流，合乎人群之需要，才能在历史浩荡的洪流中不断完善自我、发展自我，才能在未来日趋激烈的竞争格局中始终保持领先地位。

- **创新人才——怀揣检验创新梦想**

食品药品检验具有公正性和权威性，其不仅取决于检验的技术手段、检验标准、检验过程和检验结果，更与检验检测的承担主体——各级各类检验工作者直接相关。检验工作者自身的科学素养、能力水平、责任态度、道德品格等方面的修养状况，直接决定了检验检测的权威度和美誉度，所以说，在检验活动中，人的作用至关重要，食品药品检验系统的每一个人，都是检验创新的履行者与实践者，都把握着检验创新的航向。人具有社会属性，其思想和精神会对检验活动产生影响，随着管理工作的逐步深入，单纯依靠规章制度来规范职工行为，难以充分调动职工的积极性与主动性，而通过组织文化、组织气氛的改造，激发创新思想，树立创新观念，塑造一个人人谈创新，个个想创新，处处在创新的组织氛围，使得每一个职工从内心深处认同单位发展战略、管理理念，自觉自愿地遵守各项规章制度，才能真正激发个人的内在潜力、主动性和创造精神。而科学检验精神就是这样一种在长期的检验活动中形成的行为规范、思维方式和价值理念，它深刻影响着检验系统的每一名成员，也深刻影响着检验实践活动。

- **创新意识——鼓足检验创新动力**

检验活动的主体是人，人区别于动物的重要特点是人具有主观能动性，人能够有意识地、自觉地想问题、办事情。意识作为一种无形的力量，存在于我们的头脑里，并不停告诉人们应当做什么以及怎样去做。创新意识是人类意识活动中最积极、最富有成果性的表现形式，它是创造性思维和创造力的前提，是检验创新经久不衰的动力来源。

检验创新可能蕴藏于长期积累，偶尔得之的灵感中，存在于某个瞬间的偶然顿悟中，也可能存在于某次天马行空的想象中，博采众长，集思广益，不放过任何一次意识领域的思维碰撞，才有可能有创新实践的发生。当今社会以快节奏生活、数字化生存为特征，食品药品检验所崇尚的人才不仅仅是能动地适应检验，而且还要能动地驾驭检验，要具备独创性和超前性的应变能力。所以检验创新首先需要创新理念的支撑，只有紧紧抓住意识形态领域，将创新的思想渗透于检验活动全过程，培养检验工作者的创新意识，才能使创新成为我们的自觉行动和永恒主题。

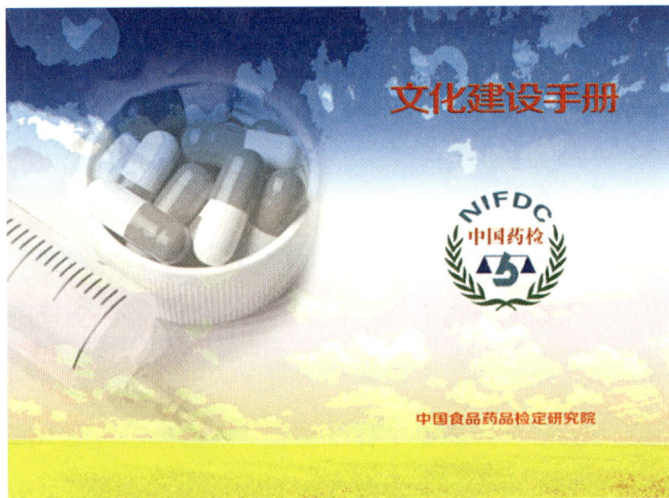

中国食品药品检定研究院《文化建设手册》

• 创新意识放心上　检验责任扛肩上

增强创新意识，不能停留在口头上，而要落实在行动上。创新意识的产生，是以社会需要为转移的，检验创新的力量源自于崇高的理想、高度的社会责任感和强烈的事业心。每一名食品药品检验工作者都要认识到，检验绝不仅仅是一种职业，更是社会赋予我们的神圣使命。我们要始终将思考的出发点和最终目标放在全心全意为人民服务上，以守护人类生命健康为己任，不满足现状，积极进取，不断求知求真求新。不断创新使得检验工作与科研工作互相促进，才能切实担负起保证公众饮食用药用械安全的技术保障重任。

个人是组成集体的细胞，集体的发展离不开每个成员的努力，同样的，在检验这个大集体当中，它的每一次进步与发展都离不开检验工作者的团队协作和共同努力，一滴水只有放进大海才永远不会干涸，一个人只有把自己和集体的事业融合在一起的时候才能最有力量，才能完成个人无法完成的任务，战胜个人无法克服的困难，也才能最大限度地发挥个体的潜能。所有事物的发展都存在着量变与质变的过程，量变的累积将导致不可估量的质变效果，同样的，检验事业的科学发展，最终依赖于每一名成员以创新思想武装头脑，为食品药品检验系统的不断前行增添动力。

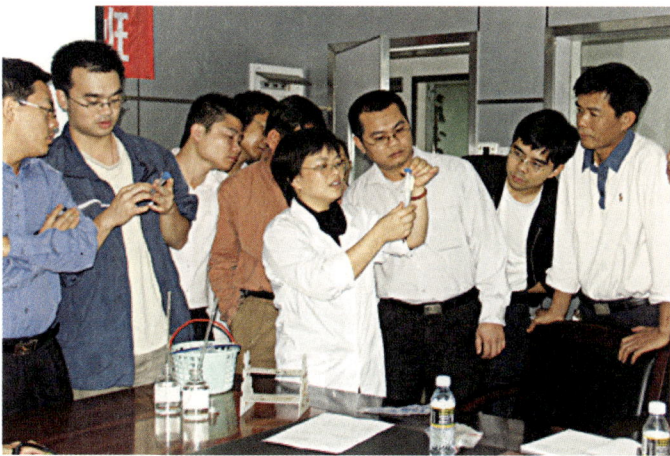

打造创新团队，助推跨越式发展。图为海南省食品药品检验所在开展检验技术培训

2. 系统创新的轴承支撑

创新系统之于科学检验，就如同轴承系统之于汽车，衔接整体，传递动力，推动检验事业持续前进。它的性能优劣对于主机的可靠性起着决定性作用，是支撑食品药品检验事业科学良性发展不可或缺的重要载体。

- ## 创新过程是一个系统的过程

作为公众饮食用药用械安全的重要技术保障机构，食品药品检验系统是由若干个相互作用的组成部分结合而成的，是一个存在有机联系的整体。其组成要素包括检验工作者、检验设备、检验能力、检验流程、组织目标、机构设置、职能分配、权责体系以及相关的规章制度等。创新活动并不是均衡地分布于某一个单位、时间或者空间中，也不仅仅依赖于某个业务部门、研究机构等专门组织，而是一种系统的创新。

食品药品检验系统不是诸多元素的机械堆砌，每个要素之间会持续发生物质、能量、信息的传递和交流，互动之中难免发生碰撞，造成额外的摩擦，检验机构是个完整的功能单元，各组成要素之间契合程度直接影响着整个组织的绩效。不同的结构和联系导致系统不同的性质和功能，检验创新就是通过不断调整检验系统的结构和联系，促使整个系统充分发挥最大的潜能。

- ## 系统创新运筹帷幄决胜千里

食品药品检验的改革创新是一项复杂艰巨的系统工程，内容涉及技术、管理、领导、文化等方方面面，这种创新不仅仅是检验新技术的开发、引用、改进和扩散，更是制度创新、组织创新和技术进步的相互作用，只有从系统全局的高度上加以把握，准确分析检验机构的组成要素，理顺其内在关系，深入剖析影响和制约发展的症结，人们才能在决策时考虑到有关的各个方面，克服传统思维容易造成的片面性，充分运用创新思维不断找准突破口，科学化解遇到的各种难题，从而实现以点带面、重点突破、全面推进的建设目标。

通过系统科学的整合，将多个组成要素的创新成果集聚交融，通过资源配置的不断优化，使得新的资源、技术和知识在各个机构之间高效地运转流动，从而加快创新速度，提高创新效益，最终演变为一个绩效最大化的检验创新系统，才会产生一加一大于二的效果。

- **科学管理稳固检验发展轴心**

作为一个业务单位，食品药品检验的发展不能仅仅依靠检验水平的提高，检验工作本身的特性也决定了必须有科学的管理模式。在检验机构的具体管理活动中，系统管理原理可以具体化、规范化为若干相应的管理原则：完善技术机构的管理构架，建立健全行政管理体系、业务管理体系、质量控制体系、信息网络体系等内部运行管理体系；加强检验创新能力建设，强化应急检验能力，提高快速检验能力，提升信息化建设水平；加强管理能力建设，完善药品监督抽验机制、教育培训管理机制、廉洁从检监督制约机制和科研项目全过程管理制度。

食品药品检验系统的各要素之间的联系理应秩序井然、有条不紊，通过创新检验技术，创新管理机制，创新服务流程，创新组织结构，创新工作方式方法，通过对系统各个组成要素不断地调整、控制，使得知识与信息在每一个要素间得到准确、快速、流畅的传递，充分有效地提高各要素、各环节的默契程度，最终形成一种整体高效、分散灵活的、高度适应的组织形态，达到检验系统的绩效最大化。科学整合每一个要素创新成果的系统创新，才是能够提高生产力的创新，才是检验事业发

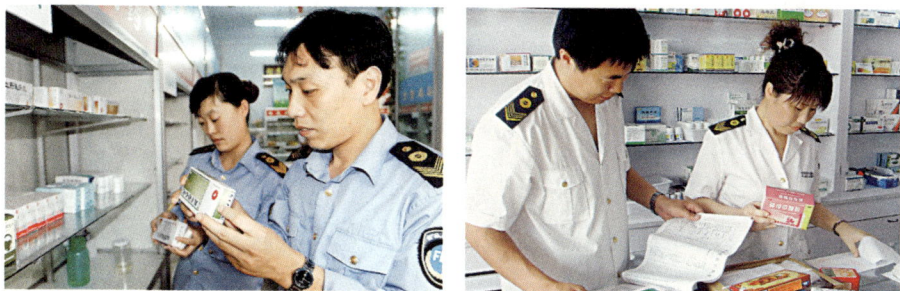

执法人员在检查药品安全

展所依赖的创新。

▶ 案例：　　　　　　　　药品评价抽验模式的创新改革

2008年国家食品药品监督管理局对评价抽验模式作了重大改革，在汲取历史经验和符合时代要求的基础上，通过充分调研，周密制定了抽验计划和品种目录，加强对样品抽样、样品信息收集、样品寄送、收件、检验、研究等各个方面全过程的管理，实现了药品抽验工作的程序化、规范化、信息化、专门化。采用"分散抽样、集中检验"的方式，由各省负责抽样，把全国抽取的样品分别寄送指定的省级药检所进行评价检验。

检查结果发现，国内一些市场占有份额较大的生产企业，其产品按国家现有标准检验合格率很高，但目前市场上部分药品生产厂家为降低药品的生产成本，钻药品标准的空子，非法改变处方、改变工艺，未按国家批准的处方及工艺生产药品或在生产投料中以非药用中药材充当药用部分投料，以这些方法生产的劣药有时无法在常规的药品质量检测中被有效查出，如进入市场流通，必将在一定程度上扰乱市场秩序、影响百姓的用药安全。而只有检验标准不断完善和提高，从源头上堵住假劣药品，才能确保药品质量的安全有效。所以在评价性抽验工作中，不仅需要对标准内方法进行探索性研究，而且还应结合品种的不同特点，有针对性地进行拓展和研究。通过大力提升药品检验机构的检验能力，不断开发新技术新检验方法，将药品评价抽验由现有的研究式检验向互动式研究检验的方向转变。

实践证明，药品评价抽验模式的创新改革，不仅仅是一个单独的抽检手段的创新，更是以检验系统各个组成要素的创新成果作为支撑的。包括初筛方法的更新、快检技术的改进、检验标准的完善、经费分配与工作考核机制的探究、送检流程的优化、检验效能的提高等。面对国家层面的药品监督管理机制改革的新形势和新挑战，只有检验系统每一个层面每一个环节都进行相应的创新建设并不断优化整合，才能有效提高评价性抽验工作的技术监督效能，才能较大地获得技术及行政监督的信息量，才能充分、深入、有效地反应和暴露出药品生产、流通、使用的薄弱环节。所以说，检验工作中的创新，已不是单一的一种发明或者发现，而是一种整合式的创新，是整个系统的创新集合，这样才能够充分发挥检验资源的整体效能，实现检验创新的最大绩效。

3. 全景全程的方位驾驭

科学检验是一个不断观察、思考、实践的过程，没有确定明确的方向，一味努力但却南辕北辙，只会离成功越来越远。调整好目标与努力方向之间的关系，对于食品药品检验系统任何一个时期的发展都起着决定性作用。全景全程的检验创新，则可洞悉科技时代方向，执掌检验发展命脉，为我国食品药品检验事业的稳步前行保驾护航。

- **创新无处不在，服务永无止境**

创新的思路来源于检验工作者在工作过程持续不断地发现问题与解决问题，如果只从一点考虑，只有一个思维角度，一条逻辑线路，则容易出现片面、保守，自然也就不能获得最佳效果。作为食品药品监督管理工作的有效技术支撑，检验工作以服务公众健康为根本，以服从监管需要为中心，其本质是一种高技术含量的服务，服务优质与否，取决于服务质量的预期（即期望的服务质量）同实际体验到的服务水平的对比，所以，客户对于检验服务的内在要求和期望决定了检验事业发展的方向。要坚持客户导向，就要不断地进行服务创新，以新的服务适应客户新的需要和期望，服务永无止境，所以创新也无处不在。将检验工作产品化，通过合理借鉴他山之石，可极大地丰富创新思路。

• 创新管理促进服务全面优化

检验技术水平的高低只是体现食品药品检验机构市场竞争力的一个方面，技术质量不可或缺，但优质的过程质量才是组织创造优异业绩和持久竞争优势的真正推动力。对于食品药品检验机构来说，自身能力的探索提高完善是创新，跨学科利用先进的管理理念也是创新。将监督检验工作寓于服务之中，使得检验活动的质量控制有了科学的理论依据和切实可行的工作路径，借助于全面质量管理理论，可以对检验活动每一个关键部位和薄弱环节进行质量控制，从而提供科学、准确、公正、权威的检测数据，以保证服务的优质、安全、高效。

随着经济体制改革的进一步深化，检验机构进入市场经济发展的大潮，参与市场竞争，体现优胜劣汰已成为发展的必然。但当前我国的食品药品检验机构由于受计划经济惯性思维的影响，市场竞争的意识还比较淡漠，服务观念和意识落后，服务质量不高。事实上，检验技术水平的高低只是体现检验机构市场竞争力的一个方面，优质的过程质量才是决胜的关键。而创新是在原来基础上，经过艰辛劳动的新发现或新创造，并非一味追求标新立异，因此，多方向、多角度、多层面、多切入

深圳市药品检验所秉承深圳的开拓创新精神，打造一流实验室，以创新推动服务转型

点地处理问题就是创新思维多维性的体现。

对于检验机构来说，自身能力的探索提高完善是创新，跨学科利用先进的管理理念也是创新，检验工作本身的特性决定了必须有更科学的管理模式。同样的，在市场经济体制改革不断深化的今天，科学技术的创新也只是检验创新的一个部分，通过创新管理体制与管理手段，将新的设想或者技术手段转变成新的或者改进的服务方式，才是时代发展的要求。客户的需要和期望是不断变化的，要坚持客户导向，就要不断地进行服务创新，以适应客户新的需要和期望，服务永无止境，所以检验创新也无处不在。将监督检验工作寓于服务之中，使得检验活动的质量控制有了科学的理论依据和切实可行的工作路径，纵观检验机构提供检验服务的整个过程，我们可以借助于全面质量管理理论，对检验活动中的每一个关键部位和薄弱环节进行控制，从而提供科学、准确、公正、权威的检测数据，以保证服务的优质、安全、效率。

通过创新开发新的技术，提高检验能力；通过简化检验手续，缩短企业产品的检验周期，提高检验检测效率；通过主动的技术推广，帮助企业提高产品质量，拓宽自身发展空间。创新，永远蕴含在全心全意为人民服务的整个检验过程中，努力耕耘，必能引领我国食品药品检验事业跨越前行。

事随势迁则法必变，以强大的创新实践为引擎，拥抱传统、面向未来、创新当代，中国食品药品检验必将在国际沙场左右逢源，纵横捭阖。

案例： **国家局济南医疗器械质量监督检验中心改革创新**

国家局济南医疗器械质量监督检验中心在国家局和山东省局的领导下，以科学发展观为指导，积极践行科学监管理念，倡导科学检验精神。长期以来，中心坚持"巩固、提升、拓展、跨越"的工作思路，牢固树立科学检验的理念，以科研促检验，向管理要效益，创新整体、和谐、健康发展的新途径和成长模式。首先，努力加快检验时效。在巩固传统检验项目的基础上，积极开拓检验范围。近年来，在生物学评价、医用电器、药品包装材料领域扩大了检验范围，在骨科、牙科、光学等专业上实现了新的突破，使检验项目递增到了455项。注重加强检验流程控制，使检品所处的环节透明、可查；注重细化检验工作者责任，定期检查工作进度；注重提高管理手段，研制试用了检验管理系统，促进了检验效率的提高。其次，提升检验层次。中心积极参加了能力验证试验及实验室比对试验。新筹备了医疗器械包装检验、免疫原性检验工作。在标准研究方面紧跟国际研究动态，结合中国国情，归口制定了30多项产品和试验方法的国家标准及行业标准，初步形成了与医疗器械和药品包装监管相适应的标准化工作体系，为我国医疗器械的监督管理提供了强有力的技术支持和依据。再次，加快应急检验体系建设。中心成立了应急检验工作领导小组，各检验室组成应急检验一、二梯队，制定应急保障预案，确保做到"召之即来，来之能战，战之能胜"。

此外，器械中心还努力提高统筹协调能力，拓展发展空间，履行职能的同时也积极接受市场的考验，抢夺发展机遇，纵合横联，拓展发展空间。不仅不断加强与同行的联系，互相借鉴学习。更本着一切以客户为中心的理念，端正向客户服务的态度，得到信任和拥护。把客户当上帝，真正履行"对社会负责、为客户服务，在政府监管中发挥技术支撑作用"的承诺。采取了先检验后收费的办法，展示诚信、宽厚的风尚。开展对送检客户"一副热心肠、一本明白书、一餐中午饭"和"笑脸再多一点，服务再细一点、嘴巴再甜一点"等"十个一点"活动，对接待用语、送茶让座、服务承诺做出具体要求，把收费标准、举报方式等向客户明示，取得了企业的信任和支持，吸引了全国各地的客户送检。每年组织召开服务对象联谊会，进行客户满意度调查，接受客户的批评、意见和建议。

上述案例中，该器械中心从检验系统的工作任务出发，针对检验服务从检验能力、服务效率、服务流程、检验范围、服务理念等各个方面对当前的检验工作进行创新，也取得了较为明显的初步成效，逐步由职能型检验检测机构向市场和服务型检验检测机构转化，以提供良好服务为龙头，不断查找工作中存在的突出问题和薄弱环节，通过理论和技术的双重创新，不断探讨研究制定风险防范措施和解决问题方法，创新是在解决实际问题的过程中形成的。也许，某个产品的市场是有限的，而与之相关的服务模式创新却是无限的；技术的创新是有限的，而应用创新是无限的，创新正是蕴含在检验的全部过程中。

讨论材料

构建具有中国特色食品药品检验机制

药检系统作为药监部门依法实施监管提供技术支撑的单位，不仅具备相应的公共管理职能，而且是无收益的纯公益性单位，理应纳入公务员管理范围。广东省药检系统在全国首开先河，实行了参照公务员管理的模式，结合内部技术职称评定，很好地解决了药检系统发展道路上的很多困难和问题。参公管理有利于检验机构名正言顺地依法行使国家行政职能，畅通优秀技术人员向行政机关流动的渠道，使得资金来源有了保障，实验设施和条件得到极大改善，技术人员无后顾之忧，促进科学、公正、稳定的药检专业人才队伍的建设，从制度上解决药检事业科学发展和可持续发展的问题，从而更加有效的保障检验结果的公正性、客观性。针对参公管理不允许实行最直接有效的奖金激励机制等弊端，该所又率先实施绩效管理，每年年终根据上一年目标完成情况进行测算，制定出新一年的战略目标；检验检测工作具有严谨、复杂的操作规程，该所立足于自身业务特点和发展状况，进一步将绩效管理的目标体系细化为效益指标体系、行为指标体系、创新指标体系及价值观指标体系。通过各级管理者和职工共同参与绩效计划制定、绩效辅导沟通、绩效考核评价、绩效结果应用、绩效目标提升等持续循环过程，从而达到提升个人、部门和组织的绩效。绩效管理模式通过分类式转型形成合作检验，实现标准型检验与研究型检验和谐发展；通过精细化管理发展精益检验，实现"规范、高效、低耗"的发展目标。

随着食品药品监管体制改革，食品药品检验机构将承担更多的检验检测职能，不熟悉的领域必将更多地呈现。食品药品检验工作以优质高效为目标，讲求效率，以最少的投入获得最大的产出和效益，实现检验工作的高效化。在我国经济尚不发达、政府财力有限情况下，效率的提高具有特别重要的意义，它直接影响着公共服务的社会供给。因此，食品药品检验机构工作理念、检验标准、检验方法及其管理方式，都要不断地创新，才能适应新职能、新任务的需要，才能降低服务成本，改善服务质量，提高服务效率，也才能满足人民群众对食品药品安全的需求。

第 三 章

检验创新的路径取向

导　读

　　随着改革的推进、科学监管的发展、改革进入深水区，食品药品检验机构面临的风险、挑战和竞争不断加剧。作为知识密集型行业，检验创新对于检验事业发展来说尤为重要。在充分认知和了解创新的内涵与意义，有了顶层设计之后，紧接着需要寻求检验创新的有效路径，即检验创新过程所遵循的规律和模式。踏平坎坷成大道，斗罢艰险一路豪歌，通向成功铸就辉煌的！本章从当前的食品药品质量安全监管态势出发，综合考量影响检验的各个要素，检验工作全过程及质量控制各环节，进行把脉探讨分析，以期达至检验创新既见彩虹又见炊烟的美好归宿。

第一节 检验创新的基本要素

1. 观念——检验创新的思维基础

对于食品药品检验机构而言，创新观念是指在检验工作中形成的一种对创新的深刻认识、乐于接受并自觉践行的文化氛围；是食品药品检验机构打破常规，突破现状，敢为人先，敢于挑战未来，谋求新境界的思维定式。"苟日新，日日新，又日新。"检验创新离不开创新观念的树立与更新，创新观念是实现检验创新的前提。只有具备创新观念和创新思维才会更有效地实践创新；只有认识创新、理解创新才懂得为什么需要创新；只有认可创新、接受创新才会自觉选择创新。

> **小贴士**
>
> **观 念**
>
> 观念是人们对客观事物的认识和看法。依据观念我们可以对事物进行决策、计划、实践和总结，从而不断丰富和提高实践水平。观念具有主观性、实践性、历史性、发展性等特点。认识创新——检验事业发展的马踏飞燕。

创新观念的形成基于对创新全面正确的认识。创新观念为检验创新铺就"高速公路"，为检验发展开启日新之门。深入了解检验创新是开展检验工作所必须的；培养创新思维，学习创新方法，明确创新的手段是路径；掌握检验创新的理论，贯彻科学检验精神是引擎。只有明确所需、找准路径、开足马力，检验创新才会长风破浪，普济沧海。

认识检验创新要从战略的高度出发。创新是一个民族发展的持久动力，对于检验机构而言，创新也是其适应日新月异的环境、谋求不断发展的不竭源泉。只有坚持创新技术，才能提高检验质量和效率；只有坚持创新的发展思路才能更好地服务群众、不断满足人民群众日益提高的检验需求。始终坚持创新，是检验机构持续提高竞争力、引领国际一流水平的风姿奇葩。

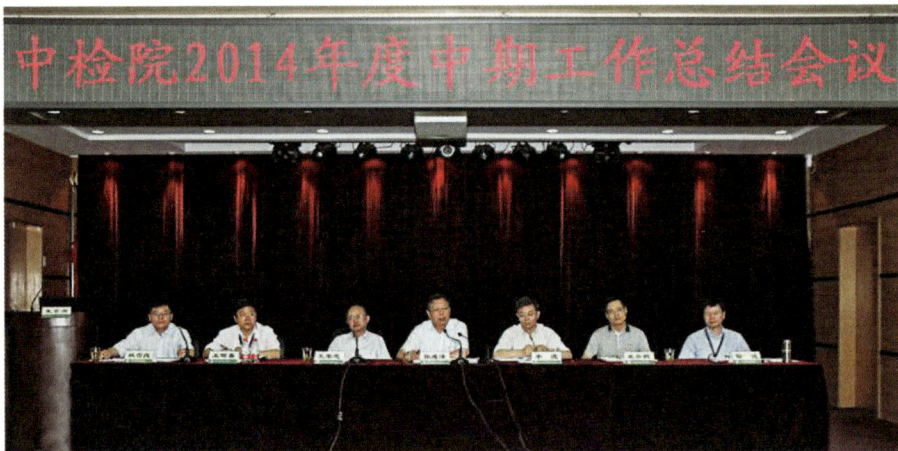

中国食品药品检定研究院2014年度中期工作总结会议

• 接受创新——检验事业进步的青云阶梯

创新观念的成长始于对创新的认知，但创新的态度才真正赋予创新观念生命力。创新的态度就是面对创新的勇气，勇于创新是创新观念的精神支柱。在熟知与理解创新的内涵与意义后，就要敢于转变思维方式，告别保守观念，敞开胸怀接受创新思维。检验创新是熔勇气、态度、方法、责任于一炉的蜕变过程。

创新需要善于观察、敢于质疑。在面对固有的成熟模式时，要思考其是否还适应新的环境和条件，把创新意识深刻印在脑海里，并善于在检验工作中运用。坚持创新就要保持怀疑的态度，打破旧观念、旧思想。

创新需要开放思想、善于学习。接受新知识、新技术，创新之树才会有充足的营养，才能结出丰硕的果实。创新需要勇于尝试、敢于面对失败。创新意味着突破，可能会有破茧成蝶的美丽，也可能遭遇飞蛾扑火的牺牲。因此，要有面对风险和挫折的勇气，同时具备乐观积极的态度，好风凭借力，送我上青云，这是保持创新热情，积累创新经验，从失败抵达成功的法宝。

- ## 践行创新——大跨步迈向检验大时代

认识、接受创新的落脚点在于实践。把创新能力应用于检验工作是创新检验的必由之路，是提高创新能力和检验水平的重要支柱。深入了解我国食品药品检验的服务水平、管理现状，充分把握国际检验技术的发展脉搏，秉承刻苦钻研的优良传统，时刻牢记为民检验的宗旨，积极探索，敢于实践，是检验机构创新检验的必备条件。书山有路，创新为径。践行检验创新观念就是把创新的想法变成实际的行动，付诸检验工作，提升检验能力，迈向引领国际一流水平的检验大时代。

▶ **案例：** 福州市药检所创新检验思路采用非标方法检验

2009年福州市药检所创新检验思路，一改过去单纯被动接收检验的模式，主动出击，对市面上一批以中成药为代表的价格落差较大的药品品种进行了调查研究，并认真分析其制药工艺。研究显示，当时市场上部分药品生产厂家为降低药品的生产成本，钻药品标准的空子，未按国家批准的处方及工艺生产药品或在生产投料中以非药用中药材投料，以这些方法生产的劣药有时无法在常规的药品质量检测中被有效查出，如进入市场流通，必将在一定程度上扰乱市场秩序、影响百姓的用药安全。针对以上情况，市药检所采取措施，以非标方法（国家局药品检验补充检验方法和检验项目批件）重点检验了以复方丹参片为代表的一批药品，前后对36家药品生产企业46个批次的药品进行了检验，其中6个厂家生产的10个批次的药品被检出不合格，有效配合了药品行政监管，保障了人民群众的用药安全。

2. 标准——检验质量的必然追求

标准是检验工作的标尺和准绳。"不以规矩，不成方圆"，任何检验工作的开展都离不开检验标准，检验标准是判断一项检验是否有效的依据。检验标准是否精确直接影响到检验结果，也是提升食品药品质量的技术手段。在市场竞争力日益激烈的环境下，标准可推动行业的发展。俗话说，"三流企业卖苦力，二流企业卖产品，一流企业卖专利，超一流企业卖标准"，真可谓"得标准者得天下"。

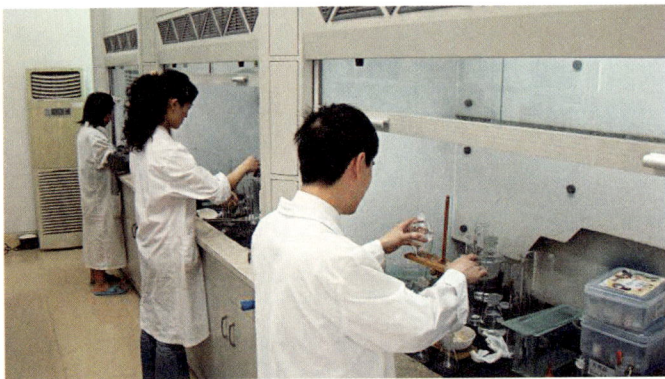

中山市药品检验所开展流感药品专项抽样

• 标准制定——检验创新的技术起点

检验检测活动中所执行的标准是指重复性的技术事项在一定范围内的统一规定，即为技术标准。检验事业的创新，离不开标准的科学制定。标准化是国民经济和社会发展的重要基础性技术工作，对于推动技术进步、规范市场秩序、提高产业和产品竞争力、促进国际贸易起着重要的作用。随着社会经济的进步及科学技术的发展，市场中不断涌现出新产品、新技术和新成果。如何适应市场产品的更新换代，满足监督、检验需求，这对检验事业提出了新的挑战。对于每一个新产品的科学检验和公正评价，都需从指标选择及标准制定开始。

小贴士

《中华人民共和国药典》

20世纪以来，化学药品问世，特别是磺胺和青霉素的研制成功后，制药工业迅速发展，新药品种大量上市，药物种类急剧增加。我国从1953年第一版《中华人民共和国药典》颁布，随后陆续出版了八版。从1985年开始，每五年出版新的药典，同时出版英文版《中华人民共和国药典》。2010年版《中华人民共和国药典》，收载的品种、内容更加完善、科学、规范。在保持科学性、先进性、规范性和权威性的基础上，提高了国家药品标准的水平，使药品质量安全性得到进一步的加强。《中华人民共和国药典》是我国法定的国家药品标准。

● 标准更新——检验创新的有力推手

检验创新的过程是不断适应市场变化的过程，是检验标准不断完善的过程。科技在发展，社会在进步，市场也在发生着翻天覆地的变化。为保证市场良性发展，检验检测标准要依据市场变化而变化。在检验过程中，检验标准存在的问题能够得到及时发现和反馈，为其更新、修订提供可靠的依据。只有不断完善和提升检验标准，建立更科学规范的质量评价体系，才能更好地评价产品质量。

链接　近几年来，由于化妆品的生产工艺有了很大的改进，一些影响化妆品卫生质量的设备、管道、容器材料被逐渐淘汰，代之以更为先进、卫生的材料，生产过程的卫生管理逐步得到规范，这些条件都为提高化妆品卫生质量提供了技术和物质保证。而现行国家标准已经滞后，丧失了对化妆品卫生指标的约束力，无法与时俱进地提高国产化妆品的卫生质量，标准滞后，不能适应市场经济发展的需要。由此可见，检验事业的创新需要不断完善检验标准，满足市场需要。只有这样，方能既保障消费者安全，又促进产品生产工艺的进步，以利于我国产品质量与国际标准接轨。

在检验机构、科研院所的引领下，根据专业标准化战略要求，明确标准化各技术领域的实际状况，制定各领域规范化标准，实现国内外产品标准的对接，实现行业标准的完善和提高，规范相应的研发活动，提高现有产品的质量标准，最终形成一种公认的准则和产品通行证，这正是创新检验标准的发展方向。

3. 技术——检验水平的科学力量

技术是指人们从现实到达或者实现理想目的的操作方法，包括相关的理论知识、操作经验及技巧。广义地讲，技术是人类为实现社会需要而创造和发展起来的手段、方法和技能的总和。检验技术的内涵也包括了理论知识、检验标准、仪器设备和操作技巧等方面。技术是检验系统的核心要素，是检验机构生存的依托。

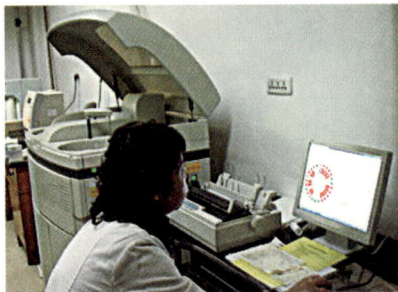

检验工作者正在分析结果

技术创新，指生产技术的创新，包括开发新技术以及将已有的技术进行应用创新。检验技术创新是检验创新的根本，技术创新建立在科学道理的发现基础之上，而产业创新主要建立在技术创新基础之上，因而说技术创新是检验创新的核心和推动力。

- **技术创新是时代赋予检验机构的使命**

技术能力的高低是影响检验创新的决定性因素。要让检验事业紧跟时代发展的步伐，就要进行检验技术的创新。如同商家要靠产品和服务质量赢得顾客的信赖一样，检验机构就是要靠先进的技术来提升自身的信誉，维持长远的发展。因而技术创新既是当务之急，也是长久之计。加强技术创新能力建设是检验系统永葆活力的关键所在，更是时代赋予食品药品检验机构的使命。

近年来，随着食品药品监管体制改革的不断深入，目前国内的检验检测技术水平已有明显提高，但科技发展带来的新问题不断地对检验技术提出挑战。新的产品或者服务，其所包含的新知识与技术的水平，已经超出了原有检验技术的范围。随着科学技术的不断发展，"四品一械"安全处于风险高发期和矛盾凸显期，制假和非法添加的手段层出不穷，且越来越隐蔽、越来越高科技化，应对的方法除了法律行政手段外，技术支撑能力的提高至关重要。另外，与国外的检验技术相比，我国目前核心技术、前沿技术的创新能力依然较弱，尖端仪器的自主研发能力很低，检验标准与国际水平仍有差距，受贸易技术壁垒影响大。因而提高检测技术，增强检测能力，用新的技术打破国外的技术壁垒、缩小与先进检验检测机构的差距，用新的技术和实力应对竞争是目前亟待解决的问题。

新方法、新标准和新设备是技术创新的表征。其中检验方法创新是技术创新的完美诠释；检验标准创新也是技术创新的重要砝码；先进的仪器设备是适应新形势的需要，是科技发展的具体体现。但技术创新的载体是科研工作，无论是检验方法、检验标准，还是检验设备的创新，归根到底都是要进行科研工作，产生新的理论知识并经过实践验证。只有通过科研工作，依靠创新的检验技术突破现有的技术瓶颈，才能让科学检验精神的灵魂——"创新"在"科技强检"战略中得以具体体现。

💡 链接　　　　　　　　　　　　　创新检验方法

宿迁市药检所提出加大创新力度，使之成为检验工作亮点的工作思路，在创新上狠下功夫，并建立了相关激励机制。在不断的探索中，化学室确定了"修订氯芬黄敏片检验标准"的研究课题，经过三个月的反复实验，最终完成了氯芬黄敏片非标准检验方法的建立。该方法经江苏省药品检验所审核，并由省局上报国家局，最终顺利获得国家局批件。此次创新检验方法和检验项目的成功，标志着该所的自主创新能力跃上一个新台阶。

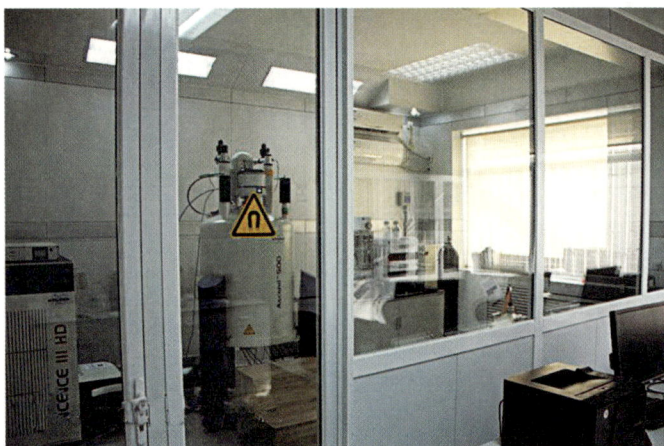

中国食品药品检定研究院500MHz超导核磁共振波谱仪正式投入使用

中药检验仪器

• 信息化建设主推检验技术的创新

知识经济时代，信息化已是我们获取知识、捕捉信息、共享资源、创新管理、提高效率的重要手段。检验检测的业务流程管理、质量标准管理、数据统计、大型仪器的数据通讯和采集、新技术新方法的研究动态、利用信息科学对检验检测数据和报告等实现非现场在线监测、检验数据共享和使用、新增职能信息的纳入、数据和信息安全管理等都离不开信息化技术。信息网络技术是检验检测工作开展的重要工具，通过信息共享，引入其他学科的先进技术，使检验技术得以达到横向到边、纵向到底的"网格化"覆盖，使检验行业能够跟上先进产业的步伐，保持自身的发展和源源不断的创新活力。

▶ 案例：　　　　　　　　　　"齐二药"事件的启示

2006年5月，齐齐哈尔第二制药有限公司生产的亮菌甲素注射液在临床使用过程中导致多名患者集中出现肾功能衰竭而死亡。广东省食品药品检验所仅用5天的时间，出色地排查出导致药害事件的真实原因：由于二甘醇较丙二醇价格低廉很多，为降低成本，不法商人以能引起肾毒性的二甘醇代替了原辅料丙二醇，从而导致多名患者肾衰竭，11名患者死亡。广东省所应急检验成功案例的启示告诉我们："符合标准"不等于"符合质量"，按照标准检验"符合标准"之后，开始大量超越标准的实验。从国内外文献的查阅到实验数据的筛查，从药品毒性实验到辅料毒性研究，应用多种研究方法、分析技术和仪器设备，以科学的实验数据为依据，综合分析，最终揭示了导致肾衰竭的元凶"二甘醇"。

正确的思维和科学的方法是应急检验能否成功的关键因素。药品质量突发事件的发生总是以不同的形式、特点出现，我们不可能通过一次成功的经验而一劳永逸，但是应急检验实践中抽象出来的思维方式和实践方法却总是相通的，是能够在实践中反复使用和发展的。广东所通过对此次药害事件发生的原因进行深层次探究，创新思维，从偶然事件中总结和发现必然规律，攻坚克难，建立新方法，实现技术创新，完成了《注射剂中常用辅料及相关杂质测定方法》的起草并上报国家药典委员会，得到推广应用，为规范和净化市场、提高行政监管水平做出了贡献。

4. 环境——创新路径的时空因素

环境是事物赖以生存和发展的必需条件。检验系统只有在适宜的环境中才能实现良好的发展，才能有所创新。环境对检验创新的影响是广泛而深远的，它提供检验创新所需要的一切条件并决定检验系统的发展方向。开放包容的环境能够激发检验创新的活力，推动整个检验系统的良好发展，检验创新在自由的环境中才能开出绚丽的花朵。相反，封闭陈腐的环境则会折断创新思维的翅膀，阻断检验创新发展的道路，破坏关系国计民生的检验事业的长远发展。因而应十分重视创造良好的环境，让良好的环境成为创新路径的战斗方阵及超时空维度穹庐。

检验创新环境主要是指有利于检验创新工作的政策法规、体制机制和人文条件，也是围绕国内领先、国际一流的发展目标，帮助检验工作人员达到提高服务理念、服务公众健康目标的一切内部和外部因素。"检验创新"作为科学检验的灵魂，要求始终把加强能力环境硬件软件建设放在首位，并为建立良好的人才发展机制和切实加强检验技术创新奠定良好的环境基础。

• 检验创新依赖于肥沃的内部土壤

检验机构内部环境必须形成促进创新、孕育创新的氛围。所有创新活动都有赖于制度创新的积淀和持续激励，通过检验制度创新得以固化，并以制度化的方式持续发挥着检验工作的作用。制度创新的方向是不断调整和优化人力、物力、财力等资源配置，协调各部门之间的关系，使组织的各种成员的作用得到充分的发挥。要推动检验创新，最根本的就是要为检验创新提供一种内在的动力机制和创造一个保护技术创新的内部环境和制度体系。

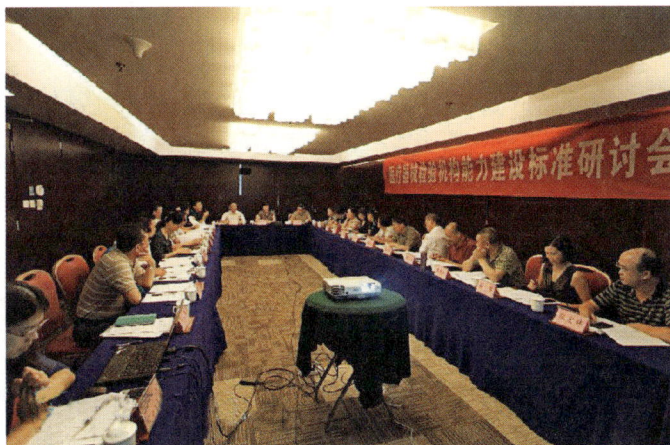

医疗器械检验机构能
力建设标准研讨会

管理是一种软实力。检验机构要实现良好发展，必须重视管理的作用。管理的目的是为了实现最佳效益。检验机构是知识与人才汇集的场所，其科研活动是孵化创新的重要形式。管理者不仅要对自己的工作进行创新，更重要的是创造团队创新的环境，通过体系建设来加强管理，向管理要创新。创新团队的组织与管理首先要有清晰的战略定位并制定长远的规划，这是实现创新的基础和持久保证。

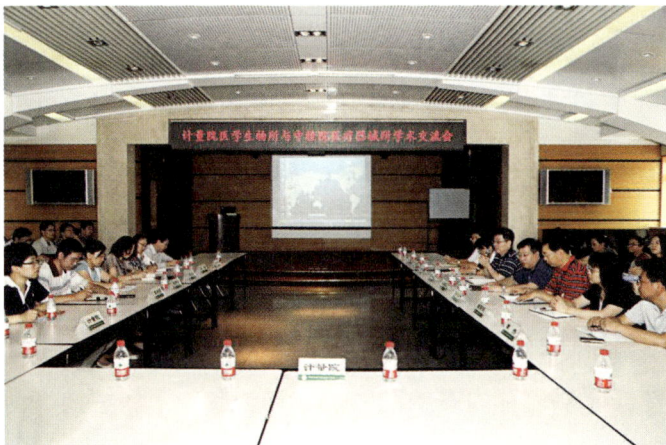

计量院医学生物所与中检院医疗器械所学术交流会

文化体现了人的价值追求和精神寄托，对激发人的凝聚力和创造力起着潜移默化的作用。技术、体制、管理的创新都要回归到文化创新，良好的创新文化氛围是孕育创新成果的沃土。美国硅谷是举世闻名的世界高科技中心，其创新活力就来自于鼓励冒险、宽容失败的文化氛围。创新灵感的激发、创新理论的实施和创新成果的转化都需要强大的精神动力和智力支持，文化便是给予这个过程完整支撑的无形力量。思维僵化守旧、故步自封，缺乏创新意识是影响检验创新的重要因素。当前检验系统应当积极弘扬科学检验精神，培育创新意识，形成激励创新的正能量，引导创新文化孕育成形。

▶ 案例：　　　　　　　　检验文化的实践

宝鸡市药监系统自2002年开始，历时10年，以"六种精神"为核心，提炼、升华出了药监文化的主要内容。弘扬的"六种精神"是自强自立、甘于清贫的艰苦奋斗精神；爱岗敬业、勤奋工作的无私奉献精神；坚韧不拔、迎难而上的顽强拼搏精神；群策群力、团结奋斗的集体团队精神；敢为人先、与时俱进的开拓创新精神；善于学习、永不满足的终身学习精神。强化的"六种意识"是坚持原则的首位意识，协调一致的全局意识，凝聚人心的团结意识，终身学习的修养意识，与时俱进的创新意识，监管帮促的服务意识。正确认识"六个我"即本我：做好本职工作；自我：立足目前工作状态；识我：解决自以为是，防小我；胜我：是对自我的扬弃；超我：即创新的我，发展的我；为我：奉献社会，把自我融入集体。提高的"六种能力"是调查研究、科学决策的能力；掌握规则、驾驭医药市场的能力；沉着应对、处理复杂局面的能力；严格执检、依法行政的能力；把握方向、总揽全局的能力；发现问题、解决问题的能力。把握的"六个规律"是执着目标规律：目标就是希望，没有目标设定，就是没有希望；学术超长规律：读书破万卷，下笔如有神，洞察问题入木三分；戒急容忍规律：增强自控能力，放弃伤害别人，便是救了自己；品格超人规律：品格就是一种魅力、吸引力、凝聚力和影响力；环境制约规律：社会、道德、法律、人文、经济、行业等制约行为；成败转化规律：没有永远的成功或者失败，山不过来，我就过去。

- 创新之花渴求外部阳光照耀雨露滋润

政策环境的宏观推进。政策环境是指对检验创新工作具有现存和潜在作用与影响的政治因素，也指对检验创新工作进行约束和保护的法律和法规。改革开放三十年来，我国政府通过推行积极的创新政策有效提高了我国的创新能力，极大提升了我国的国际竞争力，实现了我国经济长期持续的高速增长，创造了世界经济史上的伟大奇迹。从国家的角度讲，早前胡锦涛总书记提出了到2020年进入创新型国家行列的宏伟目标，要始终把改革创新精神作为强大动力，不断激发全社会的创造活力，始终把深化科技体制改革作为重要保障，加快推进国家创新体系建设，这充分体现了国家对于创新的重视；从检验领域的角度讲，科学检验的不竭动力来源于不断创新，保持与时俱进、开拓创新的精神，永不自满，永不僵化，永不停止，以创新不断推动检验事业的科学发展，这也充分体现了创新在检验领域的巨大作用。由此可见，国家政策在促进我国创新的各个方面，发挥着重要作用。

市场需求的导向促进。市场需求是检验创新的强大动力。"社会一旦有技术上的需要，则这种需要就会比十所大学更能把科学推向前进"。近年来，人们对食品药品安全以及医疗服务的关注程度不断加大，与之相应的就是医院、疾病预防与控制中心、卫生监督所等医疗卫生及监管机构的发展和技术改革的力度的不断加大。产业的持续快速发展，新的食品药品特别是药械组合产品不断涌现，食品药品检验需求必将增加，从而带动检验机构的快速发展。同时，随着新技术的发展，医疗器械监管的广度不断扩大，监管的难度不断增加，监管问题的不确定性不断加剧，这种局面在对创新型检验工作提出挑战的同时也创造了巨大的市场需求，需要检验机构不断创新技术、适应变化。

国际化全球化的深入影响。随着经济全球化不断深入，我国食品药品产业正在由过去主要开展简单的进出口贸易，发展为更全面深入的对外开放。我国加入WTO后，市场结构发生了巨大变化，在带来巨大机遇的同时，贸易技术壁垒的存在也使得国内企业在国际贸易中时常处于被动地位。而破解这些壁垒的秘诀便是在产品出口时出示相应的进口国认可的检验报告。由于目前国内的检验机构与国际驻华公司的检验依据差距较大，许多国内企业常常怀着侥幸的心理出口，但在产品进入欧盟、美国等国家（地区）后，却由于相关技术指标处在临界值或超标线上而被召回或退货，造成巨大损失。面对这样的贸易形势，国内检验体系需要入乡随俗、亡羊补牢，顺应国际潮流，与国际检验标准接轨，创新检验思路，尽快缩短与国外检测机构的差距。要加强标准化研究管理体系建设，通过建立和完善国际标准化跟踪和推进机制，提升标准化国际竞争力。

"唯一不变的就是变化本身"。只有为检验系统提供更加适宜稳定的环境条件，才能使检验工作随着时代和科技的发展不断创新跳跃，才能推动社会的进步和人民健康水平的提高，也才能反过来促进检验系统的创新，形成良性循环。要通过体制机制的改革、创新文化环境的营造以及提高人才的主体地位等方式，创设新的、更能有效激励人们行为的中国式的检验创新梦之花。

5. 人才——创新活力的关键资源

人力资源是第一资源。21世纪的竞争，关键是人才的竞争，人才是第一个最可宝贵的。因此要加强人才工作，把人才培养置于优先发展的战略地位考虑。而加强食品药品检验检测人员队伍建设，则是践行"为民、求是、严谨、创新"科学检验精神的内在要求。人才是检验事业发展的核心驱动力，是促进行业技术创新和转型升级的重要基础。

实现检验创新的核心因素就是人，人才是有效践行科学检验精神的重要支撑。践行"为民、求是、严谨、创新"的科学检验精神的主体是人，科学检验精神的核心、本质、品格、灵魂要求我们一手抓事业发展，一手抓人才发展，实施"人才优先发展"和"人才兴检"两大战略，把各类人才团结凝聚到检验事业发展上来。近十年来，虽然我国食品药品检验机构的建设取得了长足的进步和发展，但为确保我国在国际国内竞争日趋激烈的时代大环境下立稳脚跟，提高应对全球性和区域性问题挑战的能力水平，争取更大的科学发展空间，就必须培养一支技术过硬、拥有创新品质的人才队伍。这支队伍应至少应包括科研型人才、技术型人才和管理型人才。

• **科研型人才是创新思想的涓涓源泉**

"科技兴检"、"人才兴检"是当前检验事业发展的两大重要战略。由此可见，科研型人才在检验创新能力构建中具有不可替代的地位。检验事业的迅猛发展，在带来众多机遇的同时，也形成很多挑战。对于科研型人才来说，最重要的就是不断去发掘与发现问题，提出科学设想，探索新思想、新理论和新技术。只有提出解决新问题的创新想法，才可能在创新道路上继续前行。此外，科研型人才拥有严密的逻辑思维能力和扎实的专业知识基础，因而能够对突发的奇思妙想进行科学论证和实践检验，可以说他们是创新成果的设计者和关键力量。

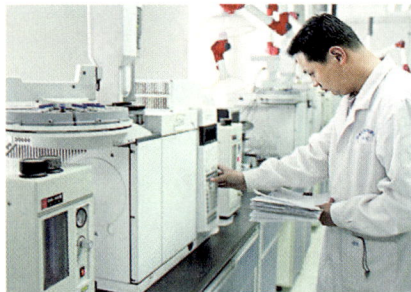
科研人员进行中草药中生物毒素检测

• **技术型人才是创新实践的实力主体**

技术型人才即熟练掌握检验操作流程、设备使用的专业人才。这类人才是奋斗在科学检验第一线的专业人才，拥有良好的专业背景，接受过全面的技能训练，直接面对检测材料，提供可靠的检验数据，是保证检验及创新得以高效开展与实施的基石。技术型人才对于检验过程的质量控制不仅决定了检验成果是否真实有效，也决定了整个检验组织、机构的软实力，是必须引起重视的人才。只有创新的思路和想法而没有执行者，创新就只是纸上谈兵。如何将新理论、新思想转化为推进检验事业科学发展的新举措、新成效，技术型人才是一支不可或缺、举足轻重的力量。科学创新必须靠技术实力说话。检验检测能力建设是检验创新的基础，各级食品药品检验机构应注重技术型人才储备，加强学科建设、拓宽检验检测专业领域，进一步提高技术人才检测水平和应急检验能力，切实加强检验检测综合能力，主动适应行业监管工作需要。

- **管理型人才是创新舞台的执行导演**

管理型人才负责在实施过程中的各项组织管理工作，是检验创新能力构建中不可缺少的一环。管理型人才对于检验工作者的管理往往也要具有创新性，自上而下开展创新活动，让每一位员工都更加有归属感，把在工作中开展创新当成是自己工作职责的一部分，同时要给员工营造一个适合进行检验创新的环境。管理型人才是创新氛围的营造者，推动创新要有激励创新的制度，尊重科学、接受错误，鼓励交流学习及思想碰撞的宽松文化氛围，这都离不开管理型人才的台前幕后的指挥和亲为。其次，管理型人才还是创新资源的组织者，创新实践不是闭门造车，需要大量的外部资源和条件，管理型人才能利用自己的权变应对及沟通能力，传播检验创新的愿景，组合优质资源，提升管理效能。

这三种类型的人才在实际工作中往往没那么容易区分，比如，一个

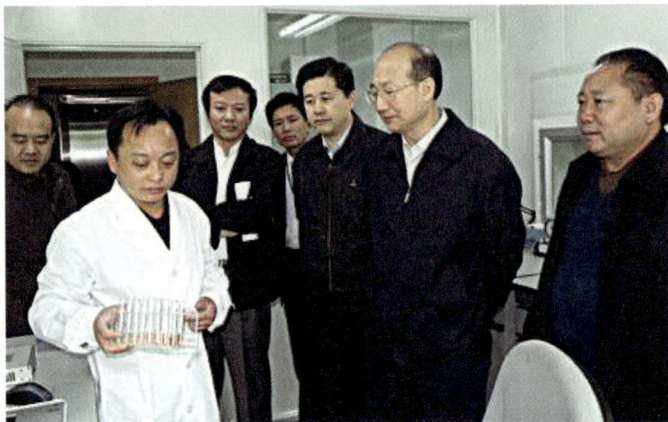

国家质量监督检验检疫总局支树平视察中国检验检疫

具有扎实的理论基础和充足的实践经验的领导既是管理型人才，同时也是科研型人才；一个具有丰富工作经验的技术型人才也常常会在总结自己工作经验与成果的基础上提出新的设想，成为科研型人才；在对专业要求比较高的技术型岗位上，管理型人才通常是拥有相关技术背景的人才。可以看出，三种类型的人才贯穿了检验创新的设想、实施与评价的全过程，可以实现技能互补，各司其职，相互配合，相得益彰，在检验创新的过程中往往可以迸发出更加巨大的能量。

树立"以人为本"的知识经济观、人才资本观对于当前的检验创新而言至关重要。通过人才理念创新、培养战略创新、管理体制创新、发展机制创新和成长环境创新等方式，创新人力资源管理。按照"学习型、创新型、实干型"的要求，进一步加强人力资源部门的自身建设，推动人事工作从人事管理向人力资源开发管理，从单纯事务性管理向宏观指导配套服务转变，从主要依赖行政调配和公开招录向市场配置人才转变，从"单纯技能型检验"向"创新科研型检验"转变。在操作上，首先要增加人才培养的投资力度，确保人力资源开发的需要。其次，要采取"走出去"和"请进来"的方式，通过专业培训和知识拓展，掌握最新的检验方法及检验手段，锻造一支业务素质优良的学习型检验人才队伍，确保检验工作顺利高效有序运行。

▶ **案例：** **强化人才培养 增强"软实力"**

中检院大力倡导科学检验精神，创新人才培养和培训模式：建立了分领域、分层级、专业化、多渠道的系统业务培训模式，一是积极探索建立地市所全面能力建设培训模块，着力指导和支持省级检测机构能力建设，既强化了基层的"软实力"，也给省级对地市级开展类似的培训起到了示范作用。二是面向全系统举办各类检验检测技术尤其是前沿技术培训。2013年中检院联合相关单位举办了全国中药材及饮片DNA分子鉴定技术培训班，为DNA分子鉴定技术在药检系统的普及和推广、全面提升药检系统的中药DNA分子检定能力奠定了基础。三是增强培训的针对性和有效性，与药企、医械生产企业联合建立人才实训基地，选派一线检验检测人员到企业进行现场实训。四是加强复合型管理人才培养。加强对地市级技术骨干的培训，协助国家局完成好对地（市）级药检所所长的国家级轮训。完善中青年干部在系统内上下交流挂职锻炼制度，有计划地选拔技术型干部进行行政和业务管理方面的培训和深造，努力打造一支政治可靠、业务过硬的行政管理、业务管理和党群管理的复合型人才队伍。

第二节 检验创新的过程运筹

检验创新并非一蹴而就的，而是一个逐渐发展的过程。检验创新的过程指的是检验操作人员、检验管理人员、检验设备和物料制造商（仪器设备制造商、试剂制造商、医疗器械制造商等）在检验理念、检验管理、检验技术、检验所需的物质资源、人力资源和检验制度等方面提高检验能力、检验质量和检验效率的过程。

检验创新不仅能推动检验学科的快速发展，通过检验创新获得的核心技术、关键技术也必将使得检验行业和相关产业具有更强的竞争力和更多的话语权，为保障产品质量的安全监管、消除经济贸易带来的技术壁垒、促进产业健康发展，发挥不可替代的重要作用。这一切的前提要求我们必须认识和了解检验创新的过程。检验创新过程是制定创新活动计划的基础。只有了解了创新活动的过程，我们才能根据创新过程的需要来制定创新活动的总体计划，也才能根据总体活动计划来制定阶段性计划和具体实施计划。

1. 创新的基本过程

检验创新的基本过程可分为观察现象、思考问题、实践完善和应用推广四个阶段。敏锐的观察、新的经验事实与传统方法的内在矛盾、意外的结果或事件等都是检验创新的着眼点；强烈的问题意识和好奇心是创新灵感的源泉；严谨的科学态度、不断突破常规的创新思维是检验创新的关键；强烈的开拓意识和锲而不舍的探索实践是实现创新过程的重要保证。

- **观察现象阶段——敏锐观察、善于发现问题**

创新活动不是混沌盲目的，而是对原有秩序的颠覆突破。创新活动正是从观察和思考如何解决旧秩序内部的不协调现象开始的。创新观察是检验创新的起点，是获得创新灵感素材的源泉，是获取创新信息、知识、经验、技术和方法的手段，是检验创新活动的基础。通过观察现有检验技术的构成要素及功能，找出其不和谐和不完善的地方，例如检验过程中，检验试剂的利用率低或成本高、操作流程复杂或耗时长、检验结果精确度不高、检验设备昂贵易损耗等问题，通过敏锐观察发现不足之处，是检验创新过程的首要任务。

观察能力，是指有目的、主动地观察各种事物以及现象的基本特征的能力。观察是认识事物、发现问题、提出问题、解决问题的前提条件。检验创新具有很强的规范

科学观察的"鹰之眼"

性和严谨性，要保持高度的职业敏感性和强烈的好奇心，就需要思维活跃，善于观察，敢于对观察到的异常现象、不确定的结论提出质疑。

根据检验工作中观察到的异常情况及其出现的频率和范围，必要时应扩大观察的范围、层次和规模，也就是要针对现象和问题，对新的实际状况开展专项检验或大量调查研究，深入观察、仔细分析，以便掌握该现象或问题的发生是偶然现象还是必然规律，是局部效应还是共性问题。观察和调查研究时，样本的抽取或选择、范围大小的确定，必须遵循真实、客观、有代表性的原则，以保证检验创新的起点是正确的，能够通过观察发现蛛丝马迹随之发现规律，透过现象看到本质。

- **思考问题阶段——创新思维、善于提出问题**

创新这一活动最根本的所在是思维的创新。创新思考是贯穿创新活动的主线，是创新活动的核心和灵魂。因为只有思维上的创新才能带动观念、知识和技术的创新。通过创新思考，从现有事物构成要素中挑选出拟进行新的组合或分解所需的要素，设计出新的检验技术或解决方案，是整个创新过程中最重要的环节，也是最难突破的环节。这对检验创新人员的要求非常高，需要具备全方位的专业检验知识、良好的思维能力和创造力，需要利用发散思维进行系统思索和周而复始的逻辑推理。

创新思维要坚持需求导向和实践第一的原则，因为社会需要是一切创新活动的原动力，有了创新欲望，才能运用创新思维去完成构思和创新。具体问题要具体分析、灵活机动，多进行一些深入的创新性的探索，沿着正确的创新路径前进，才能够达到创新的目的。

创新需要打破砂锅问到底，检验需要遵循科学的规律，两者之间既矛盾又统一。思维方式决定一个人能否不断冲破局限获得新思路、新想法。思维停滞是检验创新的大敌，要克服"就检验搞检验"的传统观念，创新思维方式的培养尤其重要。通过多学科知识的融合、交叉运用，可以碰撞出智慧的火花，产生新的灵感、意向和理论。训练系统的思维方式，通过开放式、发散式、逆向思维等思维方式，打破常规，大胆想象，从新的视角看待问题、思考问题。同时，要尊重科学规律和专业技术规律，崇尚理性，经过缜密的思考，从个案推广到普遍、从具象上升到抽象。

- **实践完善阶段——勇于实践、善于解决问题**

检验创新的实践完善阶段是实现检验创新的具体实施过程，包括制定创新活动的总体计划、提出解决问题的具体方案、实施、修改和完善方案。创新活动的实践完善是创新活动的推动力，是创新成果的保障。创新实践也是创新活动的检验阶段，是创新成果获得社会认可与否的验证。通过多次的试验，检验、发展和完善成果。

"检验创新"不是空穴来风，必须付诸行动和实践。科学的本质在于求真、求实、求是，严谨的科学态度是检验创新的关键。在检验创新过程中，提出解决问题的可行方案，制定一个完整、详细的实施计划，本着求真务实、虔诚规范的工作态度，刻苦钻研，严格实施，创新难题迎刃而解，最终达到预期的创新目标。

此外，还要坚持理论联系实际。无论是理论创新还是技术创新，最终都要形成一种产品，以获得知识更新或解决实际问题，而这种产品必须符合科学研究或社会的需要，否则科技创新就失去了应有的意义，就成为海市蜃

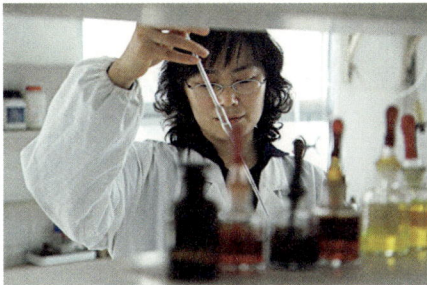

药品检验情景

楼，昙花一现。联系实际需要有优良的科学道德，尊重自然和科学规律，坚持科学检验精神。"检验创新"不是"叶公好龙"，应通过广泛的交流协作，面对现实，集思广益，互通有无，优势互补，不断修改和完善所制定的计划和实施方案，使"检验创新"沿着正确的路径，直达成功的彼岸。

- **推广应用阶段——注重实效、善于推而广之**

推广应用是创新活动的收获阶段，是检验创新成果最终应用推广到检验领域中，获得社会和市场认可的根本保证。"发明"是新技术的发现，而"创新"则是将发明应用到经济社会活动中去。社会需求是创新的动力，社会需求引导创新、推动创新，"检验创新"也不例外。"检验创新"成果所包含的新技术、新方法、新理念和新认识，必须投入到检验检测工作的具体应用和大量实践中，方能检查和验证此项检验技术或方法的适用性、准确性、灵敏度和专属性等，脱离实践的"检验创新"必然成为无源之水、无本之木。

检验创新成果的应用与推广的实践需求，推动检验检测技术的创新和发展。"检验创新"的成果需走出实验室，走向市场、服务社会，置身于生产、检验、技术监督的考验之中，才能促进行业技术进

步和健康发展，服务食品药品质量安全监管，才是"检验创新"的初衷所在。

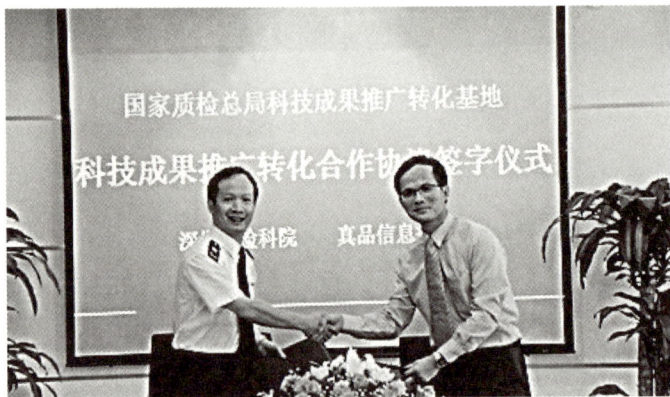

深圳市检验检疫科学研究院和多家企业签订科技成果推广转化合作协议

▶ 案例： **全系统加强能力建设**

2007年以来，全系统累计完成国家药典标准制修订4706个。国家药品计划抽验、评价抽验等各类检验任务250余万批次。应急检验能力不断提高。由中检院牵头，在工作和技术两个层面，形成了全国系统"统一协调、协同联动、整体支援"的应急检验组织管理模式，经受住了严峻考验。出色完成了北京奥运会、上海世博会、广州亚运会、国庆60周年庆典等重大活动，汶川特大地震、舟曲泥石流、南方雨雪冰冻等重大自然灾害，以及甲型H1N1流感、甲氨蝶呤、铬超标胶囊、壳聚糖类手术防粘连产品等突发事件等检验检测任务。特别是在甲流防控工作中，中检院发挥技术优势，突破疫苗研发关键技术瓶颈，为我国甲流疫苗在全球率先上市做出了提出贡献。受到各级领导，世界卫生组织及国际同行的好评。全系统坚持"检验依托科研，科研提升检验"的总体思路，研究型检验跃上新台阶，科研能力和水平不断攀升。2007年至今，承担国家级课题累计610项。争取各级科研经费11亿多元。其中以中检院牵头，全系统协作开展的科研项目有30

项，涉及38个省市所。全系统广泛参与2010年版和2015年版《中国药典》标准的起草和制修订以及药品和医疗器械标准提高、药品标准统一等工作，年均参与药品标准修订复核2000多个，累计制修订医疗器械标准768个。药品快检快筛等技术研究与应用，取得了突出成绩，走在了世界前列。全系统取得了一大批科研成果和专利。检验国际化迈出新步伐。坚持走"合作促进提高"的发展路径，在国家局国际合作与交流框架内，建立并完善了与世界卫生组织等国际组织及欧美等国家地区的交流合作机制，开启了"两岸四地"交流合作的先河。自2007年以来，累计举办各种国际研讨会、学术论坛74次，派出进修学习和访问2170人次，邀请国外专家来华交流访问2100人次。全系统积极参与国际机构之间的实验室比对、能力验证、国际药品标准制修订、国际标准物质协作标定等工作，有5个所通过WHO、美国FDA等国际机构的认证认可，建立国际药品快速检验技术论坛年会机制，与俄罗斯、美国、英国等30多个国家或地区的相关机构签订合作备忘录。中检院再次被WHO认定为药品质量保证合作中心，最近又被WHO批准为全球第七个生物制品标准化和评价合作中心。

2. 创新的动态过程

在知识经济时代，科技发展草长莺飞，新产品、新技术、新设备不断涌现，市场瞬息万变、需求多样化、监管形势扑朔迷离、日趋复杂，使检验创新始终处于一个动态发展的波动过程。检验创新必须遵循动态发展的原

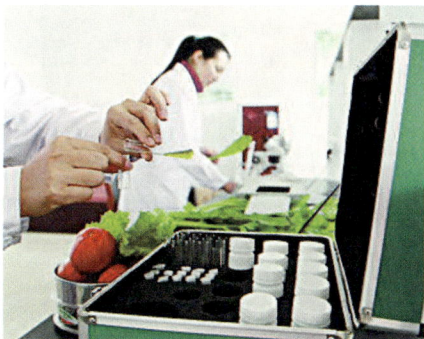

检验工作者对蔬菜进行农药残留检验

则。新的产品或者服务，其所包含的新知识与技术的水平，已经超出了原有的检验技术的范围。检验创新的目的就是要提高检测技术，增强检测能力，用新的技术打破现有的技术块垒，用新的技术和实力应对竞争，提升战斗力。检验创新是涉及检验领域全方位和多层面的创新，是由检验创新的构思、完善、落实、应用推广到检验领域中的全过程活动。它是一个连续不断的动态循环，每个阶段相互区别又相互联系和促进的流动变化过程。

进行大量深入的探索性研究工作，从而获得新的发现，将获得的创新性成果再次应用到质量标准的提升和检验方法的完善，就会推动检验水平上升一个新的台阶。改变"单纯技能型检验"的模式，构建"检验依靠科研、科研提升检验"的"单纯检验与创新检验互动互补"模式，从检验到创新再到检验，推动检验技术的不断提升、科学原理的不断深入、未知领域的不断探索、服务对象的不断拓展等，这就是科学检验活动的螺旋式上升的过程，也就是检验创新的动态过程和检验创新的技术与需求的交互过程。

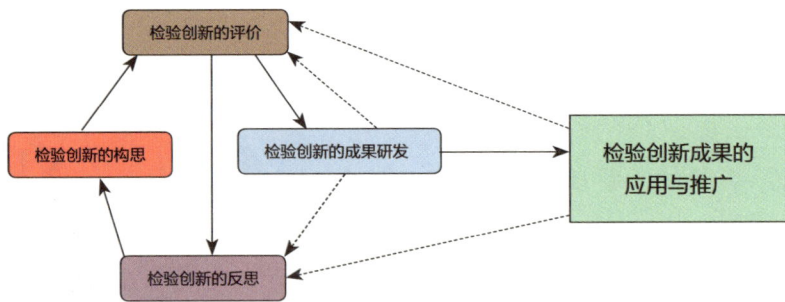

检验创新的动态过程

因此，检验创新的动态过程可以划分为构思、研发、成果应用与推广、评价和反思五个阶段。

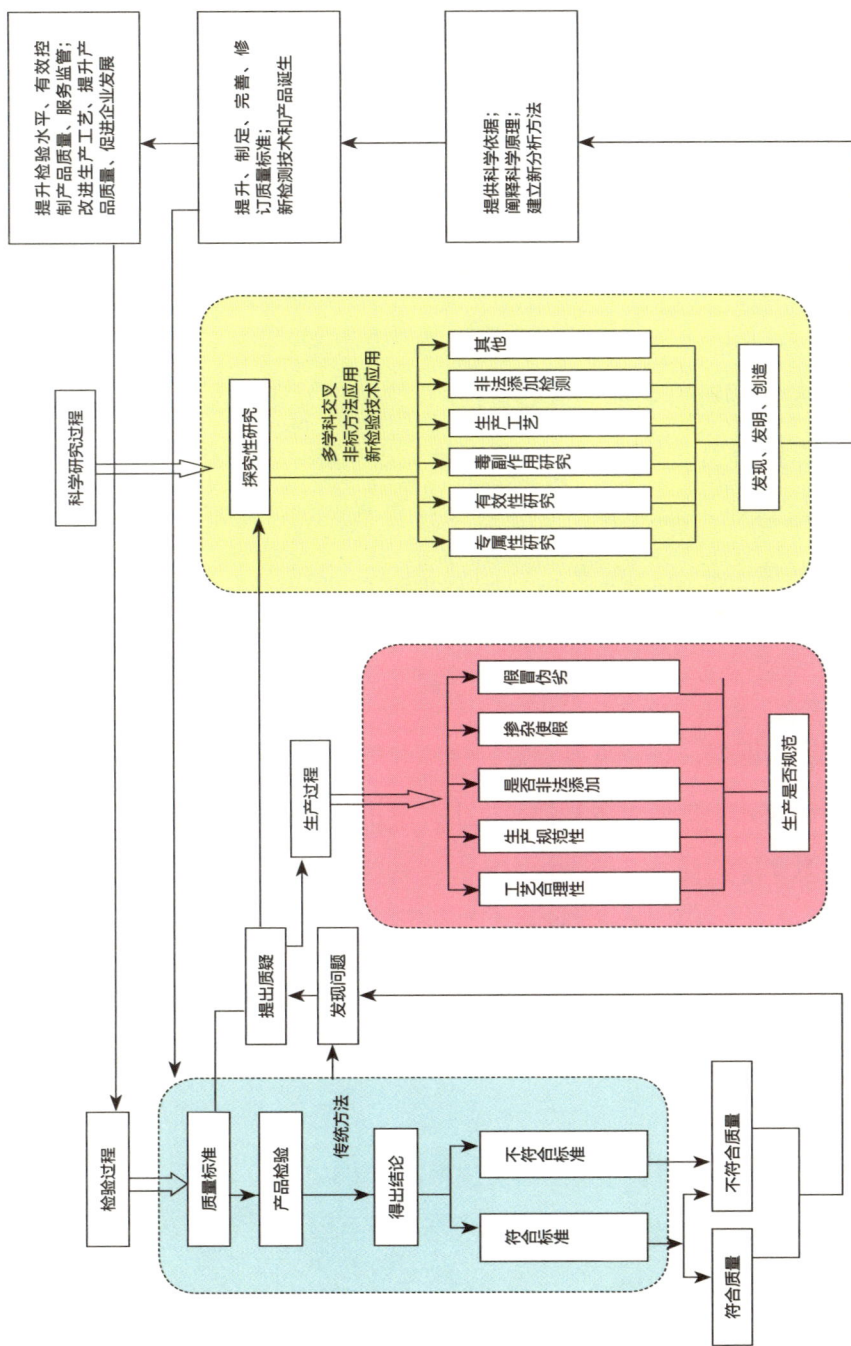

检验创新的技术与需求的交互过程

- **检验创新的构思——统领始终**

构思是检验创新的根本，是指在广泛和深入地了解原有检验制度和技术方法、市场需求和监管要求的基础上，从产生试图改变的想法到实施这一想法的过程。通常，检验创新的设想来自于对检验工作的充分了解与思考、对检验过程与方法的细致观察、对检验需求方要求的满足、与同行及相关专家的交流等。善于思考、敢于提问、勤于观察、勇于尝试、发散思维和经验交流等都是检验创新设想构思的特质。

- **检验创新的实施——研究开发**

目标作指引。检验创新的目标是促进检验水平和效率的提高，使科学检验事业不断发展。要达到这一目标，就需要把检验创新融入日常工作中，使人人都有创新的使命感，都追求创新、敢于创新，同时鼓励内部以及部门间的合作，营造一个良好的发挥空间与创新氛围。

程序为框架。创新需要一定的程序才能实施。这种程序就是在不断地广泛和深入了解原有方法的基础上，提出检验创新的设想，进而付诸行动，不断提出解决方案，直至达到目标，完成检验创新。具体过程包括：① 确定检验创新项目的需求；② 定义规划检验创新项目的范围；③ 检验创新项目管理的实施；④ 检验创新项目范围的变更控制管理以及范围核实；⑤ 检验创新的成果转化和推广应用；⑥ 检验创新的绩效评价等。

在实施过程中有几点特别需要注意，具体如下。

重视检验创新技术的咨询论证。在确立创新项目审批前，应成立专家咨询团队对技术创新的可行性进行全面客观的分析论证，明确利弊后方可进行检验创新项目的批准。

选取合适的技术创新项目。技术创新一定要顺应时代发展，与当前的大环境、大背景相适应。社会需求是创新的目的，创新是满足社会需求的手段。因此，创新项目的选取者是检验创新的"守门人"。

建立健全有关技术创新的控制系统。既然鼓励检验创新，就要在制度上鼓励创新。在检验系统内建立一个良好的技术创新控制系统，以加强对技术人才、技术资源、技术资产、检验创新技术过程及技术报告等进行规范化、科学化、程序化的监督管理。

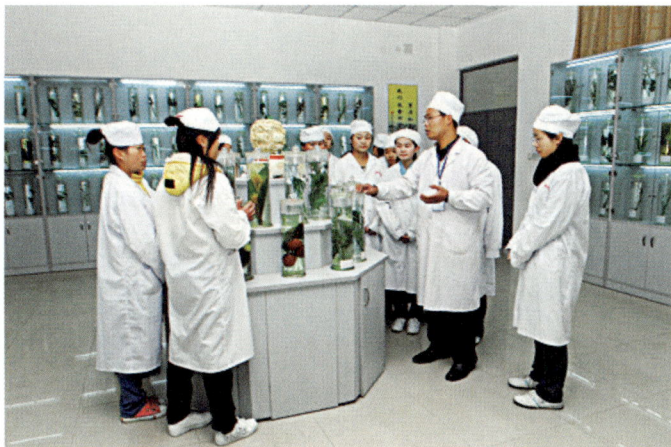

药品检验专业教学情景

管理出效益。从科研创新课题的申请立项、可行性论证、合同签约、实施开发，到项目结题以及推广转化跟踪各环节，需要加强组织管理、指导和协调。尤其强化项目管理意识和团队合作意识，在对研发过程的一系列管理环节和流程进行合理规划、综合管理、及时协调、有效监督，保证检验创新工作的稳健实施。

信息促效率。加强检验检测系统的信息化建设，是保证检验创新体制增效的关键。面临各行业信息化时代的到来，应加快检验工作各领域的信息化建设，充分利用现代信息技术，整合信息资源，加快药检的基础数据库建设，逐步建立覆盖检验工作全流程的网络体系和综合管理信息化平台，完善信息沟通与共享机制，提高检验工作信息化水平，提高检验检测和检验创新的效能。

药检工作者在快检车上利用信息化技术分析和传输数据

• 检验创新成果的应用与推广——终极目的

任何一项新的技术最终都要接受实践的考量，检验技术也不例外。检验创新的成果必须通过成果转化和推广应用，接受实践的考验，才能称之为"检验创新"。检验机构应积极关注产业发展新动向，针对行政监管的热点、难点、疑点、盲点和产品质量安全事件，开展专项研究，结合区域资源优势、发展特色项目，以科研项目为载体，搞好科研成果转化运用，加快人才培养、助推学科建设，助力经济发展，有效服务监管。

检验创新应坚持开放性原则、竞争性原则和专利保护原则。通过申请国家专利、上升为国家标准、帮助企业改进生产工艺解决技术难题、跨越技术性贸易壁垒、创新成果产业化商品化等方式，实现检验创新成果的有效转化和推广应用，产生相应的经济效益和社会效益，助力产业转型升级、服务产业发展，为行政监管保驾护航，服务监管需要。检验创新的成果转化分为直接转化和间接转化。

检验创新成果的直接转化。① 建立成果转化机构：检验机构可通过"产学研检监"联动方式，加强协作交流，领衔重点项目，促进研究成果转化。通过与高等院校、研究机构、企业等具有科研力量的部门共建成果转化平台和科研实验室，共建创新示范基地，开展产学研合作与上下游产业互动整合，实现"检验创新"成果的就地、便捷转化。② 进行人才交流和技术培训：通过检验机构与高校、科研机构、企业开展人才交流，对企业的业务指导和技术服务，可以实现科技成果向科学知识、应用技能的转化，加快新产品的研发进程、提升产品质量控制水平，推动科技成果产业化和国际化，提高国际影响力。③ 搭建技术平台：要充分利用检验机构的技术优势，构建"四品一械"的产业化与质量安全的专业技术平台及网络平台，全方位开展技术培训、现场交流、信息和资源共享，推动科技成果转化。

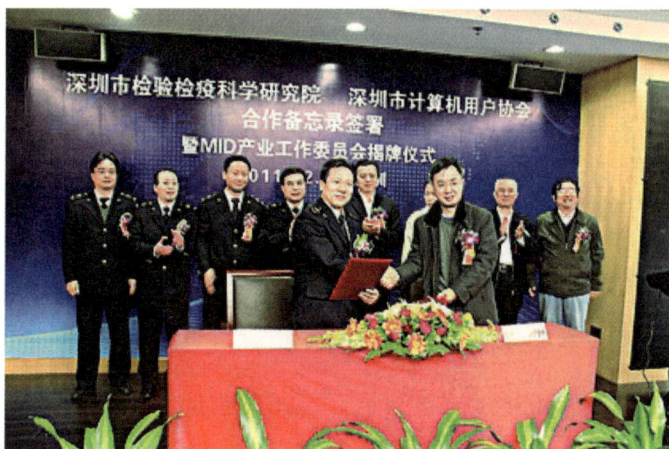

深圳市检验检疫科学研究院成果转化合作仪式

检验创新成果的间接转化。要实现检验创新成果的间接专化，需要通过各类中介机构开展。① 通过专门机构实现检验创新的成果转化；② 通过高校设立的科技转化机构实现转化；③ 以"检验创新"成果作引子，科学延伸其应用领域，实现技术移转、知识扩散、提升技术服务能力、提高检验创新成果的社会效益。

💡**链接** 作为技术支撑部门，把关与服务并重。广东省医疗器械质量监督检验所加快技术创新，开展产学研合作与上下游产业互动整合；与企业共建成果转化平台和科研实验室；共建创新示范基地和地方标准体系；开展国内外法规及信息研究、产品安全风险评价与产品性能优选检测等，在技术上为医疗器械产业转型升级助跑。加快服务创新，为了更好的服务产业发展，过去两年，该所连续提出了"十大便企、十大惠企措施"。2013年，服务举措继续升级，重点推出"十大优企措施"，从便企惠企升级到优企，在技术上为医疗器械产业转型升级助跑。助力健康产业转型升级。

- ## 检验创新的评价——衡量有效性

创新以取得的成效为评价尺度，有成效才能认为是创新。检验创新应在解决技术问题、经济问题和社会问题中广泛发挥作用。检验创新的绩效，是指检验创新在检验理念、检验管理、检验设备、检验技术以及检验制度等方面所做出的创新成果。检验创新的绩效评价，是指对检验创新的成果和效果的确认过程，通过这个过程，对照一定的标准，按照一定的程序，通过定性定量的对比，对一定时期内管理效益和业绩作出相对客观和公正的综合评价。通过绩效评价，可以让管理者和被管理者知晓检验创新的绩效状态，从而可以不断提高绩效水平。检验创新的绩效评价方法是管理者度量工作者检验创新成果的工具。

首先应建立科学、有效的检验创新的绩效评价指标及评价体系。对于检验创新绩效评价指标可分为过程绩效、产出绩效以及效益评价三个方面。过程绩效评价要从检验部门的队伍建设、人才培养、激励机制以及对于创新的投入及产出、创新氛围等方面进行评价。产出绩效评价内容包括新的检验创新成果数量、重大检验设备、技术改进数量以及检验创新人员专利申请数、科技论文数、技术诀窍数、创新提案数等。效益评价包括新的检验理念、管理、设备设施、技术方法、规章制度的投入使用率，产生的经济效益和社会效益，新的设备和技术的灵敏度、准确度等的提高情况，新的检验理念的社会认可情况等方面综合评价。

评价检验创新时，应关注国内外相关技术和理论研究的前沿动态，保证检验创新的科学性和前瞻性，也兼顾其现实性、实践性和实用性。一方面，不同产业之间存在着明显的层次（如食品、农产品、化妆品、保健食品、药品、医疗器械），既不能单纯强调"检验创新"的技术含量而忽视不同产业之间的技术平衡，也不能单纯强调高技术而忽视低技术。另一方面，产业发展是一个自然的历史过程，不能脱离历史、现实的情况而片面强调检验检测的技术飞跃和根本性创新。

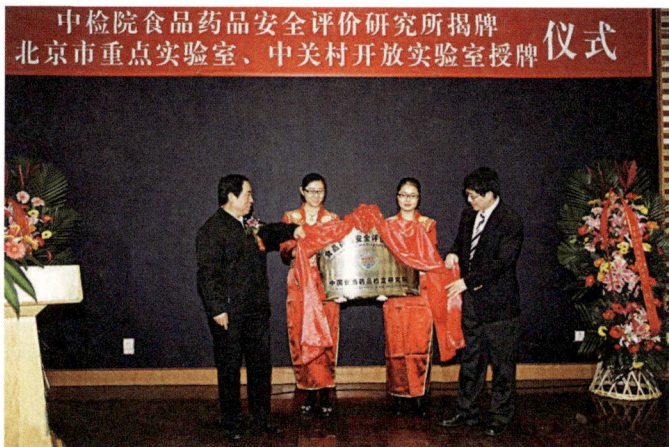

中检院食品药品安全评价研究所揭牌暨北京市重点实验室、中关村开放实验室授牌仪式

• 检验创新的反思——改进与二次研发

检验创新的成果在推广和应用的过程中，均在不断地针对其自身的特点对创新方法和工具进行完善和二次开发，使得许多创新方法和工具更具实践应用价值。根据实践的要求和社会需求，通过反思，增强检验创新的指导性和推动力，不断改进创新方法和思路，提高检验创新的成功率。

对检验创新活动进行深刻的反思，将为我们下一次的创新实践提供一个全新的视野，即便是对于检验创新的一些批评性研究，也促使检验创新不断地深思、改进和完善。检验创新的过程充满风霜雪雨、酸甜苦辣，既有"山重水复疑无路"的困惑、又有"柳暗花明又一村"的惊喜，检验创新的反思向我们展示了一番别样的风景。通过反思，不断总结经验、吸取教训、持续改进，在挑战自我中，期待下一次创新实践的斩获和满仓。

3. 创新的过程模型

检验创新作为一种科学实践活动，遵循一定的技术创新过程模型，并且随着科技的进步有一个从简单低效到复杂集成的发展历程。通过回顾文献发现，有各种各样的模型描述这一过程。大部分模型把创新过程描述成阶段性的，认为这些过程是由一系列步骤依次组织起来，并且这些步骤之间有明显的分界线。

随着信息通信技术的发展和知识网络的形成突破了知识传播传统上的物理瓶颈，人类可以利用知识网络更快捷和方便地共享和传播知识和信息，这有助于更广泛的群体在一个开放自由的平台上从事科技创新活动。同时，知识社会也迸发了更广泛的创新需求。外部环境造就了创新主体实施创新活动的可能，也造就了更多知识与应用场合需求碰撞的机会。知识社会环境和需求两方面的因素催生了创新过程模型的蓬勃发展。创新过程模型从简单的线性模型向非线性模型过渡，其发展大致经历了五代。

- **创新过程模型理论发展**

对创新过程模型的发展阶段进行具体的划分，学术界主要还是沿用Rothwell（1994）的区分方法——五代创新过程模型。20世纪70年代前后，创新模型主要是线性模型，大致经历了三代。

第一代模型（技术推动模型）。该模型流行于 20 世纪 50 年代中期到 60 年代后期，是一个简单的线性模型。该模型把创新过程视为发生在离散的步骤中的一系列过程。这个模型起始于基础或应用的研发活动，经过生产、销售环节，最终实现商业化。该模型的特征是集中所有精力于研发阶段，并不关注研发如何转化为新产品、新工艺或新服务。他们假定这是一个自动的过程，即 Rosenberg（1982）所谓的黑箱。事实上，很多创新的确是在研发突破的基础上，将研究成果应用到新的领域来满足市场需求的。

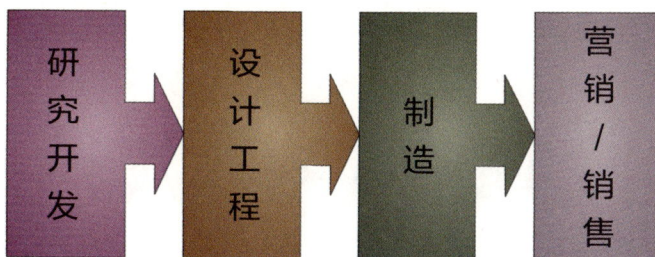

技术推动模型

第二代模型（需求拉动模型）。需求拉动模型流行于 20 世纪 60 年代中期到 70 年代。需求拉动模型强调市场是研发构思的来源，市场需求为产品和工艺创新创造了机会。营销部门从与客户的紧密互动中产生创意，这些创意被传达给研发部门，激发其寻找可行方案，然后通过工程和制造部门进行生产。市场需求在创新过程中起到了关键性作用。该模型在本质上仍然属于线性创新模型，提出了市场和市场调查在确定客户需求方面的作用。需求是保证创新活动获得成功的更为重要的因素，人们将此概括为"需求是创新之母"。

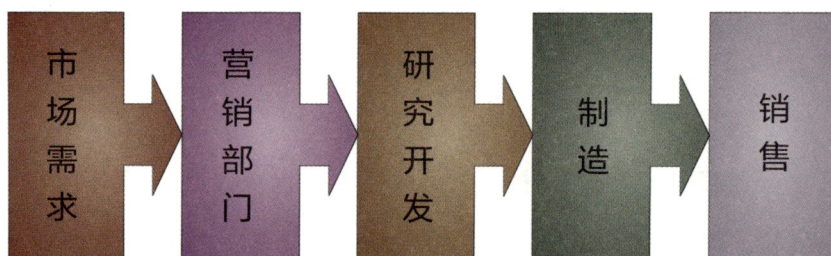

需求拉动模型

第三代模型（交互作用模型）。该模型流行于 20 世纪 80 年代。Mowery 和 Rosenberg（1978）认为创新是科技和市场的交互作用以及耦合所产生的。Rothwell 认为此模型是简单又具有代表性的创新过程模型。该模型强调交互的创新过程是由一系列不同职能和相互依赖的阶段所组成，这些阶段包含了复杂的交流过程以及内部和外部联系。尽管第三代模型已经包含了反馈环节，不再是线性模型了，但是 Rothwell 还是认为他们在本质上还是有一定的顺序性。

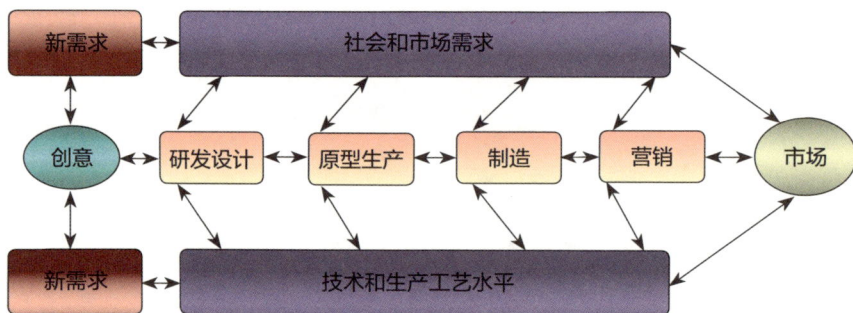

交互作用模型

第四代模型（集成创新模型）。到了20世纪80年代中期，通过观察日本汽车企业的创新过程，Rothwell 等人提出了第四代创新模型。

该模型突出了创新过程中企业高度的跨部门合作活动，以及他们与客户、供应商、大学、政府部门等其他外部组织之间的整合。在这种创新模式中，企业各种活动如营销、产品开发等是并行交叉发生的，可以缩短技术创新周期。

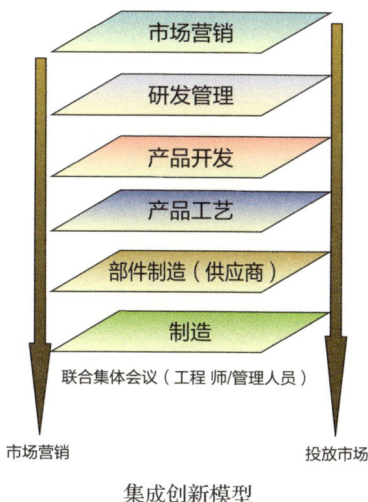

集成创新模型

第五代模型（系统整合和网络模型）。第五代创新模型流行于20世纪90年代初，这个模型强调的是组织内部和组织之间的学习过程，认为创新是一个包含了用户、供应商等外界因素的网络过程。这一模型的提出主要是通过对当时企业联盟、研发合作等现象的思考。第五代创新模型提出要想提高新产品开发在整个创新网络中的速度和效率，很大程度上需要依靠复杂的计算机技术。这个模型超越了第四代创新模型，进一步强调了和供应商、客户之间的垂直关系，与竞争者之间的合作以及电子技术的使用。到这时，系统思想、系统观念，系统方法逐渐深入到创新过程中，创新被看作是一个复杂的网络系统。它要求企业在各种活动中都有所创新，

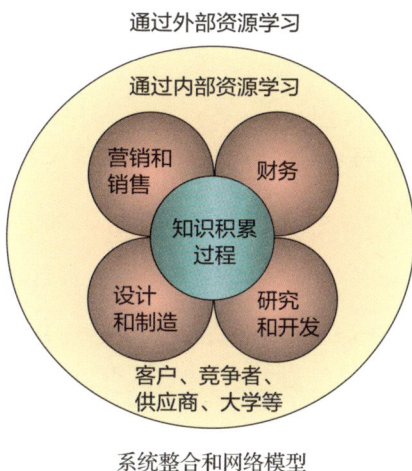

系统整合和网络模型

企业与客户、供应商、信息源、研究机构建立密切的战略联盟，形成一个有机整体。系统方法应用于创新，使创新进入了一个新阶段。与此同时，管理也进入了一个新阶段。与第五代创新模型相联系，出现了以网络为基础的组织形式，即第五代管理：通过建立虚拟企业、动态协作和知识联网来实现创新。

• 创新过程模型对检验创新的启示

技术与需求——检验创新的助产师。检验创新应该立足于技术突破，重视检验技术的革新，同时也要关注社会需求，以满足需求为创新的出发点和最终目标。线性过程模型（技术推动型、需求拉动型及交互作用模型）指出创新的动力来源于技术变革和社会需求，是创新过程的起点，这对检验领域具有一定的借鉴意义。"您的需要就是我的创新与服务"，技术创新必须以科研为支撑，重视科学研究，以科研促创新。我国检验事业的发展历程表明，检验机构能力建设依托于长期坚持不懈的科研需要，创新的渴望不断激发自身的技术实力。科研创新离不开人才需求。一支具有严谨科学态度和创新思维能力的人才队伍是实现检验创新的关键，高素质的检验人才成为检验创新呱呱落地的助产士。

链接　对药品检验机构专业技术人员定期进行系统的培训，培训内容应涵盖专业技术知识和药事法律、法规以及现代管理知识和行政法律知识。针对新员工制定详细的岗前培训计划，包括岗前理论学习、基础操作技能培训、轮岗培训、岗位技能培训，使其了解实验室资质认定、实验室认可、国家食品药监督管理局资格认可等基本知识，以便更好地适应工作要求。

另一方面，检验创新也要重视社会需求的作用。检验创新过程的起点在于发现和提出问题，一个有价值、有潜力的需求可以使检验工作沿着正确的方向创新；检验创新的目标在于满足检验服务需求，这也是"检验为民"核心价值观的体现。日常检验工作中的难点问题、突出问题、人民关注的热点问题诉求是食品药品检验机构开展技术攻关、实现检验创新的强大动力。这就要求检验工作者密切关注社会民生，关注社会需求，以人民群众关心的切身问题作为创新努力的方向，使检验创新更加有的放矢。

交流与合作——系统创新过程的主旋律。非线性创新过程模型是一个复杂的，循环反馈的网络体系，强调各部门相互合作、交流、沟通，不断反馈，重视创新的效率。它引入了系统的理论，无论个体还是组织，地区还是国家乃至全球的创新活动，都是一个系统过程，都需要运用系统方法；创新系统是开放的、演进的，创新是一个把不同团体的知识融合在一起，互动学习使之健全完善的复杂的动态过程。这就强调检验创新必须运用系统的观点，将检验创新置于整个检验系统里，置于国家层面上，置于信息网络及大数据的时代中。加强对外交流与合作，在互相交流中拓宽视野、开阔眼界，在学习借鉴中创新思路提升境界。通过广泛交流发展经验，商讨合作发展的思路和措施，相互切磋、优势互补，使创新的灵感如战马奔腾、如大江东去。

信息沟通在检验工作的所有流程中都发挥着重要作用，这就要求我们必须加快信息化建设，坚持用现代信息技术改造和提升检验工作，充分发挥信息技术的作用，为确保检验过程及结果的准确可靠提供信息技术保障。

链接　多年来，全国食品药品检验系统加强信息化和"数字化药检"建设，加快以网络化推动药检整体化，以数字化推动药检现代化的步伐。积极建设覆盖全系统的网络体系和综合管理系统计算机平台，推进实验室信息管理系统（LIMS）建设，加强对全国食品药品检验系统信息化建设工作的管理与规范，努力开创"中国药检"数字化新时代。中检院成立了全国药检系统信息化建设技术委员会和信息化工作组，在国家局信息系统整体框架下，建立了完整畅通的药检网络信息体系，完成了省级药检所与中检院的广域网链接，促进了省级药检所与所辖地（市）级药检所的网络链接，建立了监督检验数据的共享平台、快检平台、仿制性药物一致性评价平台、药品质量标准管理平台等，制定并完善适合药检系统特点的网络建设管理规范、信息管理规范、数据安全管理规范等药品检验系统信息化相关技术规范，确保信息的交流与共享。

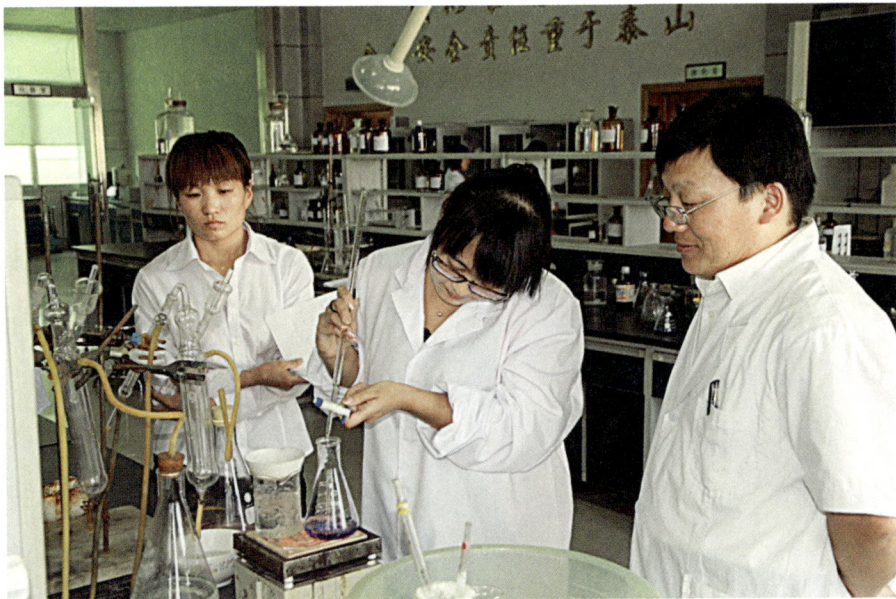

滨州市产品质量监督检验所食品检验工培训考核情景

第三节 检验创新的模式探索

1. 机制创新——检验创新之"八阵图"

• 创新检验机制，增添检验活力

理解机制最主要应把握两点：一是事物各个部分的存在是机制存在的前提，因为事物有各个部分的存在，就有一个如何协调各个部分之间的关系问题；二是协调各个部分之间的关系一定是一种具体的运行方式，机制是以一定的运作方式把事物的各个部分联系起来，使它们协调运行而发挥作用的。检验系统借用机制的概念，表达检验机构的内在工作方式，即检验机制包括管理体系各组成部分的相互关系以及政策、组织、人员、成本、信息及其相互关系。

> **小贴士**
>
> **机　制**
>
> 机制原意指机器的构造和工作原理，引申到生物领域则是指有机体的构造、功能及其相互关系。

机制的建立，一靠体制，二靠制度。这里的体制，主要指的是组织职能和岗位责权的调整与配置；制度，广义上讲包括国家和地方的法律、法规以及任何组织内部的规章制度。也可以说，通过与之相应的体制和制度的建立或者变革,机制在实践中才能得到体现。检验机制是检验检测体系各组成部分能够有效运行的保障制度，关系到整体组织功能的合理发挥，且对体系起到广泛而深远的作用。

机制存在时效性，一定的机制是适应一定的历史时期的，必须随着时代的进步和科技的发展而进行创新，以适应环境条件的改变。检验机制创新，即检验机构为优化各组成部分之间的组合，提高效率，增强整个检验机构的竞争力而在各种运营机制方面进行②③的创新活动。检验机制通过不断创新，能够有效促进检验检测体系内各部门和要素充分发挥作用，激励人员积极探索，提升检验质量和服务水平。机制创

小贴士

模　式

模式是某种事物的标准形式或使人可以照着做的标准样式。例如：发展模式。

新是药检机构创新的动力和源泉，旨在为检验系统创造一个适宜而宽松的环境和有效运行的管理体系。

- **内外机制，两手都要硬**

检验机制分为内在动力机制和外在影响机制。要实现科学合理的运行，跟随时代发展的步伐，检验系统就要在内外机制两方面进行创新。

内在动力机制。内在动力机制是指管理体系运行过程中的内部因素，也是决定管理体系效能的根本因素，它包括组织管理机制、激励机制和沟通机制。

① 组织管理机制。组织管理机制是管理体系中整体和部分之间相互作用的过程和方式。各种管理类和技术类人才培训、检验检测工作任务分工、各种经费拨付与管理、科研项目组织与落实等组织活动的高效与灵敏影响着管理体系的绩效和水平。检验机构的正常运行，既要求具有符合检验机构及其环境特点的运行制度，又要求具有与之相适应的运行载体，即合理的组织形式。因此，检验体系制度创新必然要求组织形式的变革和发展。随着我国经济的快速发展，食品药品等市场迅速扩大，这就要求我国食品药品检验机构在机构和职能上进行转变，适时建立相应的机构，比如建立政策研究室等。

创新团队的组织与管理首先要有清晰的战略定位，应坚持思想开

放、管理开放、科学高效、突出优势、协调有力、团结协作的原则。管理层给予和检验创新项目相匹配的关注和支持，配备最优秀、有能力的人员，组建学术委员会，及时协商解决重点和难点问题，加强对创新活动的组织引导、合理调配资源、提供组织保障。要增强创新自信，以新视野、新思维，推动创新活动融入检验工作全过程、各环节。通过体制机制的改革、创新文化环境的营造以及提高创新人才的主体地位等方式，探索符合自身实际的科技创新路线图，努力实现"检验创新"服务监管、服务公众、服务企业的工作宗旨。

▶ **案例：** **创新组织结构形式 为检验创新提供机制保障**

中国食品药品检定研究院是国家食品药品监督管理局的直属单位，是国家检验药品生物制品质量的法定机构和最高技术仲裁机构，对全国药检系统建设具有领导和引领作用，对全国药检系统业务建设具有重要的领导职责。在中检院成立专门的政策研究室，对于促进我国药检事业的发展具有深远的意义。① 有利于组织开展食品药品检验检测机构管理水平、能力建设、绩效考核等的理论研究，准确研判国家食品药品安全形势，提出解决食品安全和药品检验问题的方针和政策。② 有利于全国食品药品检验机构之间的综合协调，促进部门间、地区间食品药品检验机构的协调联动。③ 有利于协调科研力量，牵头开展全国药检系统重大课题研究。④ 有利于组织开展工作考核评价，督促省级食品药品检验机构落实检查指导责任,搞好地州县级检验机构的检查考核评价。⑤ 有利于加强食品药品检验检测机构政策体系研究，通过建立食品药品检验检测政策研究基地，搭建研究成果交流推广平台。⑥ 有利于建立食品药品检验检测重大决策专家咨询制度，快速、权威地解答基层检验机构的业务疑难。

同时，如各省级食品药品检验机构参照建立省级药检政策研究室,对于各省的食药械检验工作都将起到积极的推动作用。① 研究相关法律法规和中检院制定的政策制度；② 研判本省的药品安全形势，结合中检院提出的政策方针，提出切实解决本省食品药品检验问题的政策方针；③ 针对本省药检系统的具体情况，制定地市县级药检机构的政策指导意见；④ 整合各地市县食品药品检验机构优势资源，牵头开展本省重大课题的研究；⑤ 组织开展地市县级工作考核评价；⑥ 解答地市县检验机构的业务难题。

② 激励机制。激励机制是管理体系中管理者依据政策制度、价值取向和文化环境等，对管理对象行为从物质、精神等方面进行激发和鼓励，以促进其行为继续发展的机制。如今检验检测管理体系的效率高低已经不仅仅依靠自上而下的单向因素决定，兼有员工自下而上的认可程度的双向选择形式更加理性地决定着管理体系效能。这就要求管理者找准职工的真正需要，将满足员工需要的措施与管理体系的战略目标有效地结合起来，通过采取职务升迁、职称晋升、奖金分配、创造培训和交流机会等激励手段，为不同年龄、不同学科、不同级别职工设计有效的职业发展通道，充分释放职工拥有的隐形技能和知识，切实使激励机制成为管理体系效能提升的助推器。

③ 沟通协调机制。法约尔提出了著名的"跳板原理"（法约尔桥），指出一个问题的解决若涉及组织中的两个部门，则先由其自行协商解决，只有在解决不了的情况下才向上级报告，由上级解决。这一原理旨在灵活运用沟通机制，迅速及时地解决和处理一般性事务，使组织的决策层从繁杂的事务管理中解脱出来，专注于组织的重大问题。

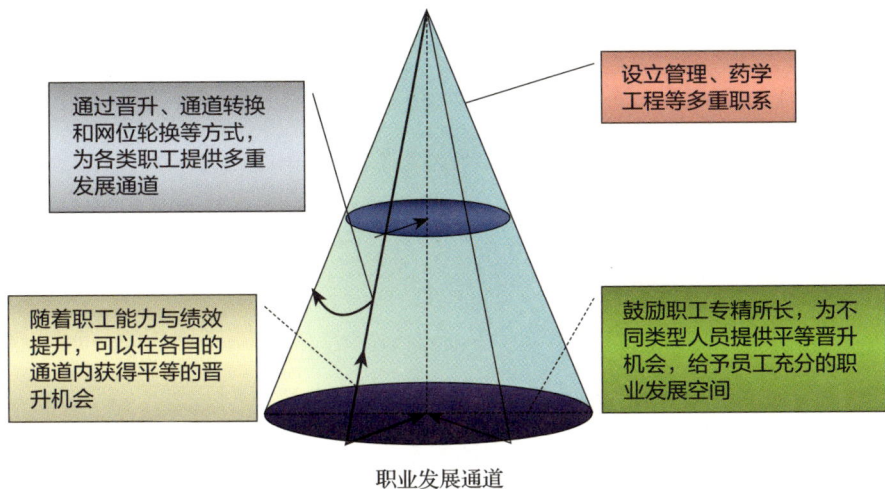

设立管理、药学工程等多重职系

通过晋升、通道转换和网位轮换等方式，为各类职工提供多重发展通道

随着职工能力与绩效提升，可以在各自的通道内获得平等的晋升机会

鼓励职工专精所长，为不同类型人员提供平等晋升机会，给予员工充分的职业发展空间

职业发展通道

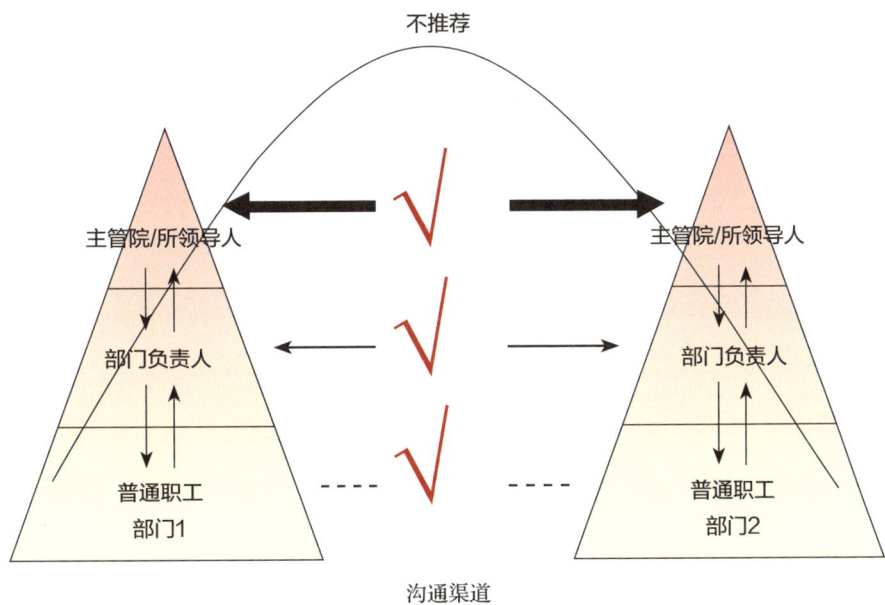

不推荐

主管院/所领导人

部门负责人

普通职工
部门1

主管院/所领导人

部门负责人

普通职工
部门2

沟通渠道

125

在检验检测管理体系运行过程中可能会出现形式各异的突发问题，需要体系内部门进行沟通与交流，沟通方式常分为与决策层沟通、双方部门的上级沟通、与对方部门的上级沟通、员工之间直接协商四种方式，根据法约尔的跳板原理可以判断上述四种沟通方式，其沟通效率依次递增。因此在日常管理活动中，应选择效率较高的平级沟通渠道，促进整体管理体系的运行效率。

外在影响机制　外在影响机制是管理体系的外部环境因素，也是管理体系顺利运行的保证条件，包括政策机制和市场机制。

① 政策机制。政策机制是一种引导机制，是宏观和中观管理系统进行调控和影响的力度，具体体现为规范管理体系运行的各种政策法规、行业规划、规章制度等。这些政策总的出发点和原则精神是一致的，正确解读并充分用好、用足现有政策，对检验检测管理体系的有序发展极有裨益。

🔆 **链接**　由地方政府根据本地区的具体情况合理整合药检和质检的食品检验检测资源，制定食品检验检测设施配置计划，在避免重复投资的基础上，由地方政府安排专项资金，统一补充到位；由中检院根据国家药监总局指导意见，结合全国食品药品检验机构的具体职责制订各地区食品药品检验检测管理制度指导意见，地方食品药品检验机构根据指导意见结合本地区的实际情况制定具体的管理规程；最终，实现本地区（省市不交叉）所有食品药品检测机构统一集中办公，人员、设备统一管理，努力构筑优势互补、技术完备、人才雄厚、设备先进的食品药品检验检测体系。

牢固树立"全国药检一盘棋"思想，不断强化三级药检系统的业务管理。中检院应加强对省市地州所的业务指导，将提升系统整体业务水平作为重要职责，有效提高业务指导、检查、帮建的质量。省级药检所要切实履行好对地市县所的业务指导职责，科学拟制调研帮建计划，明确帮建内容、重点、方法和目标，切实提高基层所建设的质量，主动反馈工作，积极参与重大活动，真正形成指导到位、上下联动、交流顺畅、整体推进的工作格局。

② 市场机制。市场经济的实质就是通过市场在资源配置中发挥杠杆调节作用，其作用机制是在市场竞争中实现优胜劣汰。党的十八大提出要"更大程度更广范围发挥市场在资源配置中的基础性作用"，政府正由传统管控型向公共服务型转变，检验检测行业也将朝着公益性机构发展。随着政府干预和调控逐步减少，加上第三方检验检测实验室进入，检验检测行业势必将接受市场的自然选择。这种发展趋势要求检验检测管理体系必须引入竞争机制，利用传统的技术优势，持续改进服务意识和管理效率，才能真正在市场竞争中站稳脚跟、胜人一筹。

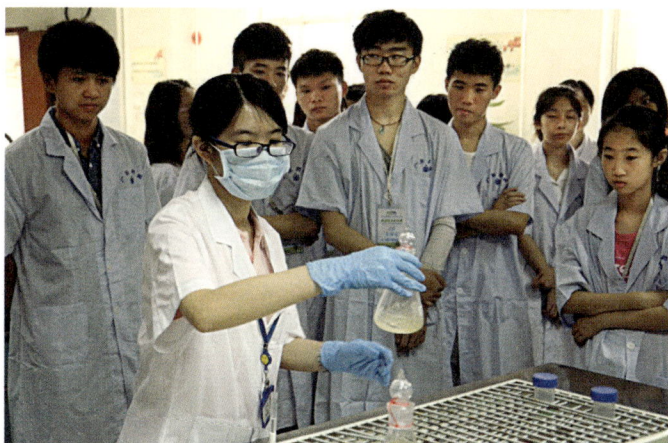

检验工作者在演示食品快速检验

💡 链接 建立在用医疗器械再评价制度

医疗器械再评价是指对获准上市的医疗器械的安全性、有效性进行重新评价，并实施相应措施的过程。目前，在生产和流通环节，医疗器械质量监管相对严格，而在用医疗器械的监管是其中的一个薄弱环节。从全球监管的趋势来看，应该是在强化上市前审批的同时，更加重视产品上市后的监管，也就是在用医疗器械的监管工作。其评价具有一定的周期性，评价时可依据验收时或正常使用时的参考值（低于注册标准的要求）。在用医疗器械再评价，重点是一个"再"字：当在用的医疗器械进行修理、翻新或出现不良反应事件后，必须对其安全和性能进行"重新"或"第二次"评价。在用医疗器械再评价可以说是检验检测体系中的空白带或"无人区"，是目前迫在眉睫需要使用政策机制与市场机制双结合而进行快速有效切入的一个崭新检验检测领域。

努力搭建满足公众需求的技术服务平台。现在以个人名义要求对药品进行检验的情况有很多，但是食品药品检验机构没有开展以个人名义进行药品检验的工作。一方面，工作职责上没有这个规定；另一方面检验费用太高，个人往往承担不起。在以后的检验工作中，首先应当制定针对个人检验业务的法律法规，然后适当开展针对个人的有偿检验业务，这也是保障公众饮食用药安全和关注民生、关注市场需求的重要体现。

强化抱怨处理程序。检验机构应强化抱怨处理程序，并上升到制度化，作为食品药品检验机构考核的重要指标。对药品、餐饮食品、包装食品、保健食品、化妆品医疗器械等委托方或其他单位和个人提出的意见（抱怨）进行记录和处理，这样有利于增强透明度、提高公正性、促进质量保证体系的不断完善。当抱怨涉及检验结果的质量等重大或原则问题时，应立即组织内部审核，属于责任事件的，应对有关人员进行严肃处理。属于质量体系缺陷的，应提出审核意见，按程序对质量体系进行修订。

开设"食品药品检验学"专业教学。欧美国家对食品药品的安全非常重视，其监管力度也非常强大。我国相应的各级监管机构成立不久，不论是监管政策还是监管力度都有较大的差距，匹配的检验检测人员素质有待提高。我国各高等院校皆未开设专门的"食品药品检验学"专业教学，匹配的专业教育参差不齐。"食品药品检验学"专业是新型的检验学专业，是为培养能够从事各类食品、药品、化妆品和医疗器械等检验与检疫的高级人才。相关专业的开展可以满足我国与日俱增的对食品药品检验专门人才的需求，有利于应对与时俱增的食品药品和化妆品安全问题。由于存在极大的社会需求，相关专业的开设具有较高的必要性和迫切性。

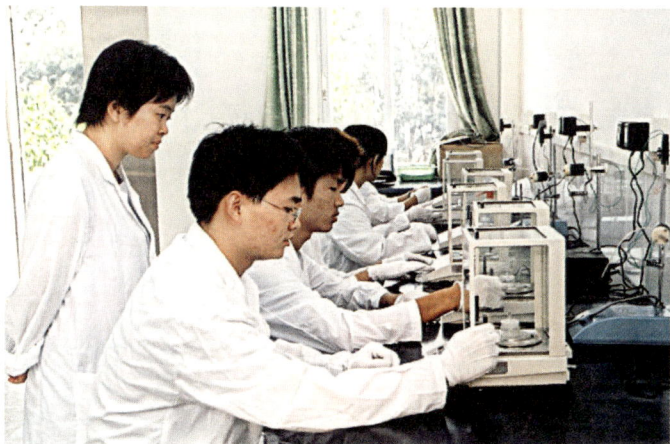

食品检验教学场景

2. 技术创新——检验创新之"屠龙刀"

技术创新指生产技术的创新，包括开发新技术，或者将已有的技术进行应用创新。作为检验创新的模式之一，技术创新是把检验过程中的各种技术性要素如理论知识、仪器设备、材料、标准、方法、操作技巧等进行创新，使检验机构适应时代发展的潮流，承担愈加复杂的检验任务。技术创新使检验创新在监管要求与市场诉求两方面得心应手游刃有余。

近年来，随着食品药品监管体制改革的不断深入，食品药品检验系统的检验技术能力大幅提升，为保护人民的食品药品健康发挥了巨大作用。然而技术创新依然存在潜力和动力均不足的问题，与国外创新能力相比差距依然很大。中国食品药品检验应以"突破关键技术、掌握核心技术、研究前沿技术"为目标，构建"检验依托科研，科研提升检验"的良性技术创新运行机制，加快与国际先进水平接轨的步伐。

- **技术创新的三大支柱：方法、标准和设备**

检验技术的创新主要体现在采用新方法、新标准和新设备三个方面，但归根到底体现在检验能力的提高。

方法创新。检验方法对于检验创新的影响在于越是落后、复杂的检验方法，越容易寻找可以创新的地方。检验工作应按照规范化、科学化、程序化的管理方式来运行，凡事讲程序、遵循制度流程，牢固树立"责任链意识"。通过流程把所有检验业务、操作过程、数据管理、报告签发等检验工作各环节、全过程管控起来。在检验方法的设计和管理过程中，要紧紧抓住提高思想认识和加强基础管理这一根本，落实实验室管理体系的标准和规范要求，使业务流程和标准条款相匹配，使管理体系在符合标准的基础上实现高效运行。

食品检验现场

质量管理。完善质量标准清理整合工作和管理制度，规范标准制定流程，加强质量标准研究、起草单位和专业队伍建设，提高质量标准工作能力和工作效率。加强质量标准制修订的科学管理，增强标准的适用性和时效性。加强药品质量标准信息化建设,建立全国统一的药品标准检索数据库，使各级药检所能够通过数据库随时查询和下载现有药品标准,并能及时了解最新的标准修订情况,避免药检所和相关企业不能及时获得药品标准信息而误用标准,给药检所和企业带来不必要的损失。

设备更新。仪器设备是检验创新的基本工具和物质基础。随着检验检测技术的飞速发展，先进的检验检测设施设备应运而生，应该提高研发能力，掌握高尖仪器设备的核心技术，保证检验机构的高水准服务能力。要善于从国外引进先进仪器设备，善于学习并且改进，"他山之玉可以攻石"。此外，还应加强仪器设备规范化使用和管理，建立仪器设备信息化管理平台，降低管理成本，提高设施设备使用效率。

药检设备更新换代

改革开放之初，药检系统的仪器设备普遍缺乏，重点仪器缺口更大，有的省药检所的"大型精密仪器"只是两台紫外-可见分光光度计，设备总值不过几万元。改革开放三十年，特别是近十年，药检系统的仪器装备发生了量的积累和质的飞跃，从瓶瓶罐罐为主到光电设备为主，从天平、紫外当家到液相、气相主导。如今，中检所和很多省级药检所装备了超效（超快速）液相、质谱仪、X-衍射仪、电感耦合等离子质谱仪（ICP-MS）等先进的仪器设备。甚至可以说，在常规分析仪器方面，有的实验室基本上与国际接轨了。

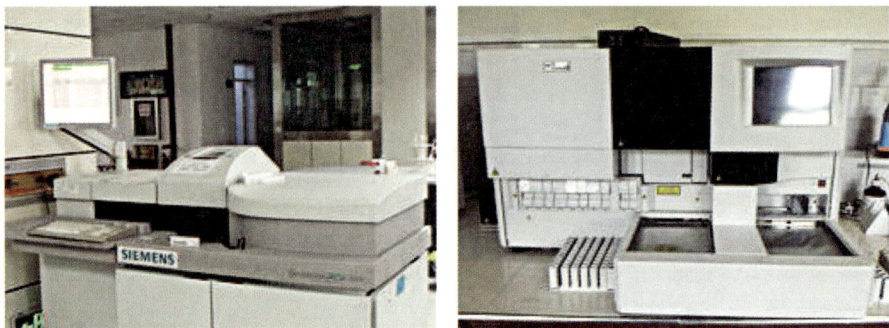

先进检验仪器设备

检验能力的强弱间接影响到技术创新能力的大小。冰冻三尺非一日之寒，检验能力不是一朝一夕可以堆砌起来的，是需要长时间的培养、不断积累、不断沉淀，所谓厚积薄发，九层之台起于垒土。如果没有过硬的检验技术水平和检验能力历练磨砺，检验创新就会成为一句空话。始终走能力提高和水平提升的外向型发展道路，向国际一流看齐，不断实现赶超，不断提高检验检测能力才是检验机构的固本强基工程。

链接   检验技术创新模式

　　检验技术创新模式是指为实现检验机构的技术创新目标，在技术创新过程中实施的一系列具有稳定性的创新程序、创新方式和创新方法体系等。需要强调的是，不存在最佳技术创新模式，而是应根据发展规划、创新战略、创新条件、创新环境等一系列因素，选取最适合检验机构发展的创新模式。在检验技术创新过程中要实现质的突破则必须有量的积累。检验技术创新的成功取决于检验技术能力的可获得量以及技术能力与创新模式的匹配这两个基本条件。

　　根据创新能力的不同，技术创新可分为模仿创新模式、自主创新模式和合作创新模式。模仿创新模式大大降低了早期创新资源的投入和新市场开发风险，但创新水平较低，无法掌握创新优势；自主创新模式可使组织在技术和市场上获得领先优势，对人员素质、资源投入要求较高；合作创新模式有利于实现资源共享，优势互补和风险共担，但创新过程中管理与协调的难度也有所增加。检验机构要承担越来越复杂的检验任务，不断提升自身检验能力，就必须敢于自主创新，掌握核心技术，力争在国际上达到先进水平。其次要学会合作创新，加强各级、各地区检验机构，检验机构与高校、企业的交流合作，互通有无，共赢发展。合作创新是新时期应对艰巨挑战的不二选择。当然，模仿创新在现今落后的情况下也能节约时间与成本，是实现自主创新的一条便捷通路。

• 技术创新的四大法宝：人才、资金、科研、激励

　　充分利用人才资源。重视技术人才的培养，注重科研创新意识、技术水平、文化素质的综合提高，注意加强中青年的技术训练，培养坚韧不拔的传统精神、超前的科技意识、强烈的竞争欲望和较高的文化素

质。正是："谁敢横刀立马，为我彭大将军"。

加大资金投入。人是第一个最可贵的，人的问题解决之后，财力，也就是资金投入要跟上、加大。巧妇难为无米之炊，技术创新也是如此。政府应高度重视这一点，"技术强检"应作为我们的口号和政策，政府也应大幅度地增加科研投资。科研经费主要是由国家拨款，同时依靠国家职能调动、组织民营企业和社会各种力量筹集资金，不仅为科学技术发展提供足够的资金保证，而且要很好地调动民营企业的积极性和效益回报。

科研与检验深度结合。从一开始就要十分重视科学技术与检验的深度结合，让科学技术及时转化为检验技术为检验事业服务。科研机构是检验机构（包括企业在内）新技术新设备的提供者，检验机构是科学成就的试验基地，只要有优秀的科研成果问世，便可迅速转化为强大的检验技术，这是科技良性发展的一条成功之路。它既保证了科学研究的正确发展方向，也促进了科研成果向生产力迅速转化。

建立合理的评估激励机制。建立评估体系，对科研创新成果进行科学、公正、合理的评估；制定奖励范围、奖励标准、奖励办法、奖励程序及相关说明。重点奖励对深化检验改革、提高检验技术设备水平有重要指导意义或突出贡献的、具有原创性和创新性的科研成果。同时，科研激励与考核适度挂钩；物质激励与精神激励相结合；激励、自励与自律相结合；营造良好的科研环境，搭建有利的科研平台；促进技术产业化转移，加强科研人员与企业合作；制定技术转让，科研合作等相关政策；鼓励科研人员创业。

3. 管理创新——检验创新之"金箍棒"

中国是一个有着五千年悠久历史的文明古国，传统文化底蕴深厚，管理思想与管理实践极其丰富。散在的古代理论精华和现代管理的经验都值得深度挖掘、学习与借鉴，并因地制宜地应用到检验检测行业管理模式的构建与创新中来。

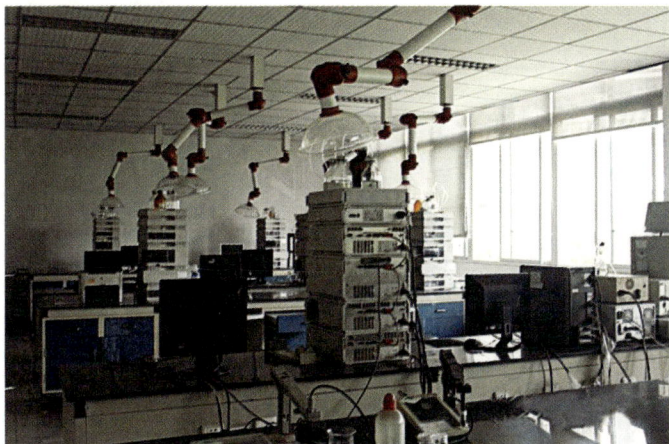

液相色谱实验室

• 管理创新提供组织效率保障

检验机构的管理创新主要指通过构建科学高效的检验检测管理体系，引进或创新管理方法，以推进管理服务检验，增强检验检测工作的科学性和实效性，推动"四品一械"检验检测事业的科学、高效发展。从另外一种角

小贴士

管　理

管理指的是协调、监督、把控他人的工作活动，从而使组织成员高效、有序地完成工作，实现既定目标的过程。从职能来看，管理主要包括计划、组织、领导、控制等。

度来看，是指把新的管理要素（如新的管理方法、新的管理手段、新的管理模式等）或要素组合引入部门管理系统以更有效地实现组织目标的过程。

近年来，随着经济的发展、社会的进步，公众对食品药品安全与健康的需求日益增长，与此同时，对我国食品、药品、化妆品、保健品、医疗器械检验检测行业的关注度越来越高，对检验行业的能力建设和管理水平要求也日益提高。然而，长期以来，检验行业本身更多地把关注点聚焦在检验检测能力构建方面，对于管理能力建设没有过多的政策支持和标准要求，同时行业内部也缺乏成熟的管理体系、高效的管理模式。这显然与不断提升的科学检验检测水平不相适应，与社会公众对药检行业日益提高的要求不相适应。在这种现实情况的逼迫下，检验行业不仅仅要在加快检验检测的技术能力建设上有所建树，更要同步地提升管理体制机制的运行效率，增强管理方法与模式的运行效能。

💡 链接　　　**中检院获批WHO生物制品标准化和**
评价合作中心暨通过WHO药品质量控制实验室认证

中检院依托国际合作项目，扩大与世界卫生组织（WHO）国家质控实验室规范管理的合作，化药所实验室通过了WHO国家质控实验室认证跟踪检查，生检所接受了WHO疫苗监管复评估跟踪检查指导。WHO正式批准中检院为其生物制品标准化和评价合作中心，这是全球第七个也是发展中国家首个合作中心，为我国乙脑活疫苗获得WHO预认证走向世界发挥了重要的作用。在实验室管理体系获得世界卫生组织认可后，WHO及中检院专家对北京市所、浙江省院、新疆区所、四川省所、江西省所、大连市所的实验室管理提供了技术辅导，为上述6家检验机构申请国际认证提供技术支持，推动我国药品检验检测系统实验室管理的国际化。中检院以认证认可准则为基础，根据药品检验实验室质量管理实践，吸收世界卫生组织（WHO）《药品检验实验室良好操作规范》（GPPQCL）的有关要求，编写出版了《药品检验实验室质量管理手册》，对推动全国药检系统质量管理工作步入科学化、规范化轨道奠定了良好的基础。

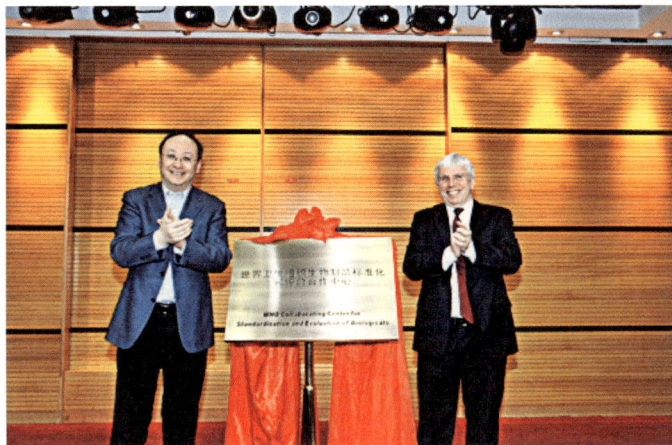

国家食品药品监督管理局领导为中检院WHO合作中心揭牌

• **管理创新模式探讨**

检验管理创新模式是在传统的管理理念指导下构建起来的，是一个由管理方法、管理模型、管理制度、管理工具、管理程序组成的管理行为体系结构。传统的管理模式大致可分为：等级模式、人际关系模式、系统模式等。经过检验事业发展的证明，以上几种管理模式在实际应用中风支不再、疲态渐显，当今检验管理创新模式正逐步走向绩效管理模式、风险管理模式和规范化管理模式。

绩效管理模式。检验检测创新管理模式中，绩效管理是其中较有代表性的一种。在新型绩效管理模式中，从事检验检测业务耗费的人力、物力、办公设施和技术设备等是投入；获得和维持这些人力、物力、设备所花的资金是成本；产出既可以是直接的检验检测报告书，也可以是间接的检验检测服务等；效果或者说绩效则主要体现在业务质量与数量上。绩效管理模式包括明确组织的使命、战略和价值；制定绩效协议和绩效计划；进行持续性的绩效管理；绩效的正式评估与改进。

风险管理模式。当今中国医药经济正以前所未有的速度发展，随之而来的市场无序竞争与制假售假将更加广泛存在，极大威胁着人民的生命健康，这种现状对检验检测行业提出了更高诉求，同时检验委托方及消费者维权意识不断增强，对检验检测科学准确的要求也越来越苛刻，甚至到了吹毛求疵的地步，这些因素无形中增加了检验机构的管理风险。如何提升检验检测质量，规避或减小各种风险，成为食品药品检验机构必须面对的一个重要课题。

检验行业风险管理利用专业的风险评估方法，确定集中于安全、环境和质量三大类，通过建立风险管理框架、制定完善的风险管理制度与标准操作规程、合理设计与布局检验科室、加强仪器设备和试剂管理、开展室内质控与室间质评、做好检验检测风险防范、规范检验报告和数据管理、加大人员培训和考核力度、建立风险危机应对机制、持续改进信息化建设等管理策略进行风险预防和控制，不断减少或避免危害发生。

规范化管理模式。规范化管理是与泰勒的科学管理相对立的，强调在管理过程中，充分体现人的价值，而不是把人当作一个机器上的螺丝钉和齿轮，是在对人的本质特性进行准确把握的基础上，通过确立一套价值观念体系来引导下属员工的意志行为选择，构建"严格规范、富有成效、充满活力"的管理模式。规范化管理的特征是系统思考、员工参与、体系完整、制度健全，通过决策程序化、考核定量化、组织系统化、权责明晰化、奖惩有据化、目标计划化、业务流程化、措施具体化、行为标准化、控制过程化共10个行为标准进行控制，从而达到决策制定零失误、产品质量零次品、产品客户零遗憾、经营管理零库存、资源管理零浪费、组织结构零中层、商务合作伙伴零抱怨、竞争对手零指责的管理目标。

💡 链接 　　　　　　　国外检验管理模式透析

国外食品药品监督管理部门，例如美国FDA、欧盟EMEA、澳大利亚治疗商品管理局（TGA）等都承担着本国国内生产及进口食品、膳食补充剂、药品、生物制剂等领域的监督管理，并下设检验检测实验室负责技术监督。国外食品药品监督管理部门组织机构见下表。

表 部分国外食品药品监督管理部门组织机构

国家地区	组织机构
美国（FDA）	局长办公室、监督管理办公室、生物制品审评与研究中心、药品审评与研究中心、食品安全与营养中心、医疗器械与放射性产品健康中心、兽药中心、国家毒理学研究中心
欧盟（EMEA）	管理委员会、财务、CPMP、CPMP/CVMP质量和检查联合工作组、CVMP、人用药品评价司、技术协调司、兽药评价和信息技术司、欧洲药品技术委员会、EMEA秘书局
澳大利亚（TGA）	商务服务部、化学药品和非处方药部门、试验部门、执法评估部、药品安全性与评价部

与国内现状不尽相同，国外药检系统的检验工作者以专家型、研究型人才为主。在做好检验检测本职工作的同时，怎样管理药检机构的技术与

管理人员，最大限度地发挥其自身能力与优势，提供更高效的技术服务，是国外食品药品监管部门的重要工作之一。国外检验检测机构开展丰富多样的培训项目。美国FDA是当今世界公认的药品监督管理权威机构，在保证"四品一械"等产品质量与安全保障方面积累了丰富的经验，值得借鉴。

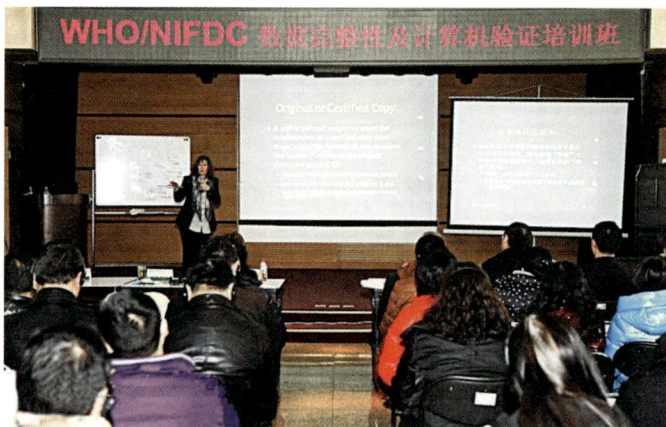

世界卫生组织与中检院共同举办数据完整性和计算机系统验证培训

国内检验管理模式展望。我国食品药品检验系统总体上包括药品（生物制品、食品与保健食品、化妆品等）检验机构和医疗器械检测机构两部分。在国家政策的支持、社会的不断推动下，我国检验系统从小到大，直至今日，建立了相对完整的支撑公众饮食用药安全监管的强大技术网络，成为促进我国医药经济健康发展的中坚力量。

管理活动则是伴随着检验行业发展，通过对管理活动本身不断试错、沉淀总结出的检验检测管理经验，指挥着行业管理活动的开展与运行。随着民生关注度的不断提升，检验行业也被动地从技术监管的象牙塔逐步进入公众视野。

随着检验检测行业日益发展、壮大，时至今日形成"中国药检"这一行业品牌，"管理"在检验检测技术进步、人才队伍建设、科研能力提升等方面发挥着不可估量的作用。从检验体系决策层的战略决策、技术资源调配，到行政办公日常供给、质量督查保证，再到业务流程管理、成本费用控制等，无一不是管理这一支孙悟空的金箍棒，发挥着计划、组织、协调和控制作用。

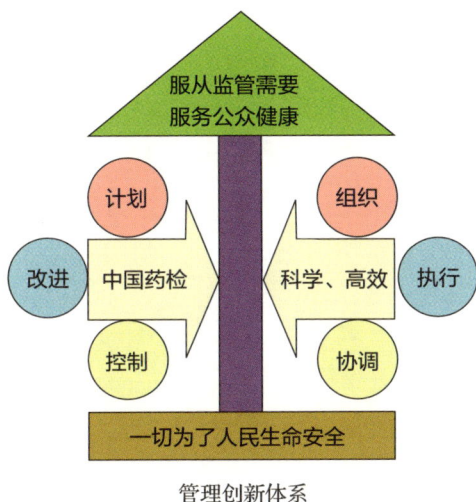

管理创新体系

4. 服务创新——检验创新之"花无缺"

　　服务是食品药品检验系统的显著特性。我国食品药品检验机构属于依法设置或授权的检验检测机构，一般都是食品药品监督管理部门的直属事业单位，本质上来说，是作为政府部门的附属部分和行政管理的延伸而存在的，相互之间具有隶属关系和层级之分。检验机构接受市场中各类主体的委托，进行各类检验检测工作：为市场交易行为提供服务——受委托对相关产品的部分或全部性质及质量参数进行测试和鉴定；为质量监督管理提供服务并进行仲裁检验裁定产品质量。检验机构不以实物形式而以提供劳动的形式满足他人特殊需要，体现了检验机构的服务性。

我国处在全面建设小康社会的关键时期，面临着公共服务创新的繁重任务。快速经济增长和社会发展带来的社会需求的深刻变化给政府公共服务带来巨大挑战。如何适应这种新形势，推进检验服务创新，为公众提供更公正、更便捷、更优质的检验服务，是检验系统面临的重要课题。

▶ **案例：** 积极开展认证认可扩项　拓展检验领域，在履职尽责中提高能力

各级食品药品检验机构牢固树立"服从监管需要、服务公众健康"的工作宗旨，主动适应机构改革职能增加，做好技术储备，积极开展认证认可扩项，拓宽检验检测领域，提高检验技术水平和能力，主动承担各项检验检测任务。

近年来，随着食品药品监管体制改革的不断深入，全国食品药品检验系统在增加餐保化检验检测职能的情况下，克服人员少、任务重的困难，积极开展认证认可扩项，大力拓展检验领域、积极承担和圆满完成了大量复杂、艰巨的药品及餐保化检验检测任务，为保障公众饮食用药安全作出了积极贡献，检验技术能力大幅提升，检验检测项目持续增加。据统计，截至2013年年底，全系统有85个机构获得国家实验室认可，省级药检机构对药典品种全项检验能力达到了100%，地市级药检机构达到了85%以

上，比5年前增长34%；国家级医疗器械检测机构，对归口现有产品的检测能力达到了95%，省级以上机构对市场常用产品的检测能力达到了90%以上；全国地市级以上药检机构资质认定项目-产品近18万个，项目-参数15万个。其中，中检院获得项目-参数2672个；副省级以上机构获得认定项目-产品3万多个，同比增长218.79%,项目-参数近5万个，同比增长53.42%。

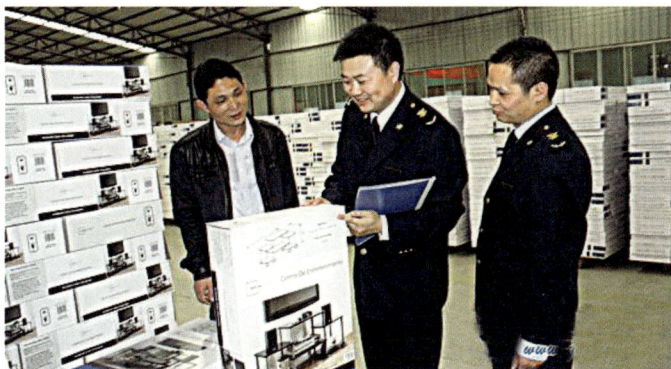

赣州检验检疫局提升服务质量，帮扶企业走向国际市场

💡**链接** 由于服务本身的异质性和多样化，服务创新模式是多种多样的，但可以大致归为下列几种：供应商主导的创新、客户主导的创新、服务业内部的创新等模式。

① 供应方主导的创新。这种服务创新大多是服务提供方通过采用硬件制造商提供的新技术设备，来满足客户的需要。这里的服务创新主要是由制造商提供的技术所推动的，应用技术的服务商很少能影响技术的供应商，但为了采用新技术，服务商往往会采取一些组织上的变化和培训员工等，最后发展为提供一个更加高效和优质的服务。

② 客户主导的创新。即服务提供方基于客户特定的需求而进行的创新。在某种意义上，每一个成功的创新都是对可察觉的市场需求的一种反应。市

场需求可能来自于细分市场，也可能来自于某个单一的客户，后一种情况在商业服务里更容易出现。

③ 服务业内部的创新。即实际的创新和实施由服务提供方本身来触发并在全组织范围内实施。这种创新可能是技术性的，也可能是非技术性的，在很多情况下都是技术和非技术因素的结合。服务内容的创新又可以分为两类：一类是由服务业发起创新，通过向广泛的用户提供服务，将服务创新推向市场；另一类是客户同服务提供方在交互作用的过程中，服务提供方提出创新性的服务，客户接受其新服务，将创新性的服务推向市场。

- **检验服务多维度创新**

服务概念创新。传统的检验服务概念把检验仅仅视为对产品或物质的控制，对社会生产或服务组织的控制，它强调对检验对象的质量和性质的事后控制，重视事后的评价和鉴定。传统的检验服务概念导致产品生产部门因为产品质量和性质达不到检验的标准而增加生产成本，而从社会的角度看，则是社会资源的巨大浪费。新的检验服务概念把检验视为对生产或服务的服务，强调事先对生产和服务部门的服务，强调生产和服务的成本意识和效益意识，它从生产的源头就开始把握产品或者服务的质量或者性质。这是一种全面的质量管理的概念。

服务内容创新。检验机构拥有的大型检验检测设备、技术、人才和资源平台是许多企业所不具备的。而生产企业具有第一手的市场信息及行业内部资源。检验机构可以通过对辖区内各生产企业的调查分析，建立相应的人才、技术、工艺、设备、创新实力、资金运营、法规政策资源库，协调各企业之间资源共享与应用。这有利于检验机构密切了解社会检验检测需求及行业发展动向。而且通过与企业的合作能达到监管服务网络进一步扩大、质量监管前移、监管环节更加全面，更好地监管产品质量的双赢局面。

① 咨询培训服务。检验机构对国家政策、相关法规及质量标准制度相对较为熟悉，而企业生产必须达到相应的标准，尤其是国际市场上的质量标准，在全球化市场竞争上显得尤为重要。检验机构可为生产企业提供相应的咨询及指导培训服务。帮助企业研发新产品、新技术、新工艺，增强创新能力，形成具有自主特色的产品。企业可以通过委托检验、租用检验设备等途径实现与检验机构的仪器设备资源共享。提供食品、药品原材料、半成品及成品的质量检验；推广先进质量管理方法和产品标准；指导企业建立产品质量管理体系，帮助企业申请相关体系和产品认证，结合检验机构的检验实力与科研能力，根据企业的需求进行技术开发、工艺改进。为企业经营者、专业技术人员和员工提供各类培训，提高从业人员的整体素质。

② 合作平台构建。医药生产企业面对国内外产业环境的压力，寻求与其他企业以及与高校科研院所、检验机构等之间的合作，取他人之所长、补自己之不足，在创新研发、技术改进、人才培养等方面实现资源共享、互补不足，为企业的生存与发展提供帮助与动力。企业之间可以通过资源优势互补，建立一个相对长期、稳定的合作伙伴关系。企业具有科研合作、技术合作、行业内部信息沟通平台构建等服务需求。检验机构与各大企业、科研院校等形成天然的关系网络。

服务模式创新。随着食品、药品、化妆品、医疗器械等市场迅猛发展，企业的数量和规模迅速扩大，技术服务量增加，原有的服务模式已无法满足客户的需求。这就要求检验机构改变原有的服务模式，全面开展客户服务与检验技术、检验流程、技术咨询、合同管理、检验费用、信息反馈等方面的工作，围绕技术服务进行相应的结构调整，建立以客户需求为中心的服务模式，通过不断地改变自我，完善自我，并且得到市场和客户的认同。以客户为中心，将技术服务和检验等信息管理系统有机地整合起来，形成跨部门的统一管理平台，实现检验管理、客户服务和支持等流程的信息化管理。使其具有客户服务、业务处理、技术咨询、客户信息、反馈等功能，形成电子商务管理模式，以实现现代化的服务提高客户满意度，改善客户关系，形成完善客户服务系统，全面提升服务水平。谁言世间无完君，我们期待着服务的创新成为客户心中"言笑生春意，行走伴儒风"的花无缺罢。

⊙ 案例：　　重庆市药检所创新服务　出台"三走进"活动方案

为深入贯彻落实科学发展观和科学监管理念，建设健康重庆，宣传普及安全用药和药品检验知识，促进重庆市医药产业健康快速发展，重庆市药品检验所开展了"三走进"活动：即"技术人员走进社区"、"实验室人员走进车间"、"市民走进实验室"活动。

通过开展"技术人员走进社区"活动，面对面宣传安全用药、合理用药常识，让市民健康消费；通过开展"市民走进实验室"活动，让市民现场感受药品检验过程，让市民放心消费；通过开展"实验室人员走进生产车间"活动，指导企业提高产品质量和改进生产工艺，把检验技术转化为生产力，促进医药企业提高管理水平、质量水平和产品开发能力。

讨论材料

食品药品快检技术的研发与转化

在中检院的示范引领下，中检院自主研发我国第一代、第二代药品快检车，全系统快检技术的开发研究和推广应用得到长足发展。例如北京市药品检验所研制了药品快检笔，并有两项打假技术获得国家发明专利，为该所研制的药品快检箱添置了"新武器"，目前，该所已获得打假相关的国家发明专利5项，另有多项在申报中。广东省食品药品检验所自主研发的药品、保健食品、化妆品等健康产品中非法添加化学成分快速筛查技术已出版专著并获得专利14项，产品化14个，开发并完成30种快筛试剂盒产品化，引起了美国FDA、USP等国际同行的关注与好评，在亚运会、大运会及各监督专项打击及查处大案要案中，快筛快检技术快速锁定，已成为有效服务监管、打击违法犯罪的有力手段。

深圳市药品检验所自2008年起，专门成立快检课题小组，针对市场动向和热点药品安全事件，积极开展契合工作实际的快检快筛研究工作。现已建成了中药及保健食品中非法添加补肾壮阳类、镇静安眠类等11大类、36个标准补充方法，可快筛快检的化学物质种类达136种，其中研究的壮阳类西地那非检测法已收为国家快速筛查标准，"中药及保健食品中非法添加化学物质检测技术平台与信息检索平台的开发"、"利用基因组学、蛋白组学与贵重药材的快速鉴别试剂盒开发及分类"等"深港创新圈"课题研究，圆满结题。2012年该所在承担国家局下达的保健食品监督抽验任务中，承担了减肥、缓解体力疲劳和辅助降血糖三大类保健食品的检验检测工作。深圳市药品检验所迅速成立了"国家保健食品专项检验工作小组"，并依据国家局颁布的药品检验补充检验方法和检验项目批准件，同时辅以该所建立的非标方法和非法添加数字化识别系统进行检测，经过几个月的努力，圆满完成了检验检测工作，并在打击"非法添加"的工作中又有新发现。在减肥类保健食品中首次发现不法商家非法添加二甲双胍、双氯芬酸、N-苯甲酰基西布曲明。其中，N-苯甲酰基西布曲明是具有西布曲明母核结构的新型衍生物，国内外尚无相关文献记载。此外，在降糖类保健食品中首次发现非法添加格列波脲、曲克芦丁、多潘立酮、小檗碱、土大黄苷。深圳市药品检验所现已研发"中成药和保健食品中掺杂褪黑素的快速测定方法"等10个快速筛查方法，共申请9项国家发明专利，3项国际PCT专利，其中4项已经获得授权。"健康产品中非法添加化学成分的高通量快速筛查通道研究"也获得深圳市战略性新兴产业发展专项资金立项。同时大力开展的褪黑素和马来酸氯苯那敏的胶体金技术研发，目前已获得广东省药检系统立项。由该所研制的安神、改善睡眠类健康产品非法添加褪黑素的快筛试剂盒已通过全国验证，正在推广应用。

目前，中检院正在努力推进国家药品快检数据库网络平台建设。快检和快筛技术的推广应用，使技术监管作为提高行政监管能力的手段，突破了以往看现场、做处罚、录笔录的行政执法传统模式，在药品、保健食品、化妆品行政监管中，借助快速检验和快速筛查技术，达到了对真伪产品的初步判断，避免了以往广泛抽样的模式，大大节约了行政执法的资源和成本，提高了监管效能，为推进日常监管保驾护航。

第四章

检验创新的管理体系

导　读

　　"国以民为本，民以食为天，食以安为先"。食品药品安全是与国民健康息息相关的重大民生问题，对国家民族的兴衰、社会文明的发展有着重要的影响。然而，近年来我国出现了种种食品药品安全问题，对政府的公信度和人民的利益带来了极大的伤害。管理出效益，管理保安全。未来的检验行业，管理能力将作为机构软实力的最重要指标之一，考量着检验机构的运行效能，同时更是成为机构迸发创新活力的功夫大师，推动着检验行业发展。食品药品检验对创新管理的探索从未间断，战略管理引领检验创新航向，组织管理提升检验创新效率，人力管理保障检验创新发展，风险管理消除检验创新隐患，激励管理激发检验创新潜能。通过管理检验创新各领域的提升与发展，确保检验创新顺风顺水、一往无前。

第一节　战略管理——引领检验创新航向

战略管理在检验创新的管理中有举足轻重的地位，战略的制定与管理关系到组织规模、组织结构、组织发展等多项重大决策。对科学检验事业进行不断创新与突破，本身就是一项很有挑战性的目标与计划，是当前科学检验事业发展的首要战略，引领着创新科学检验的大方向。战略的制定是一门学问，战略的管理同样是一个博大精深的领域，具有巨大的现实意义。

1. 创新战略形神兼备

一项战略是否具有意义，是否具有可操作行，就看他是否"形神兼备"。神，即神态、精神，是创新战略的内涵与灵魂，是科学检验精神与创新的有机结合；形，即形态、外形，是创新战略的操作与实施，是围绕着创新战略的"神"所制定的各项规章制度与所开展的各项具体工作。

- **战略管理的概念和内涵**

战略是一种模式或计划。哈佛商学院的迈克尔·E·波特（Michael E Porter）教授曾在自己的文章中强调，战略是一个高度整合、逻辑清晰和深思熟虑的概念，可以通过确定企业的位置，获得竞争优势。对于战略的理解，我们不可以以偏概全，仅仅认为这是一项计划。战略是拥有不同定义的，放之四海而皆准，对于检验创新事业，战略管理更起到举足轻重的作用，引领着检验创新前进的航向。

战略是一项计划，检验创新的战略管理要有明确的目标。在检验创新的管理中，检验创新的战略起到统筹和指挥的作用，是检验创新发展

迈克尔·波特

迈克尔·波特（Michael E.Porter，1947～）是哈佛商学院的大学教授（大学教授，University Professor，是哈佛大学最高荣誉，迈克尔·波特是该校历史上第四位获得此项殊荣的教授）。迈克尔·波特在世界管理思想界可谓是"活着的传奇"，他是当今全球第一战略权威，是商业管理界公认的"竞争战略之父"。

哈佛商学院

哈佛商学院是世界最著名的商学院之一，早先名为"哈佛大学工商管理研究所"，是常春藤联盟商学院之一，是美国最古老、最著名的大学。哈佛大学创建300多年以来，为美国以及世界培养了无数的政治家、科学家、作家、学者。

的蓝图和方向。创新管理的战略明确了检验创新管理的目标，就是不断培养和促进我国检验事业的创新精神，促使我国检验事业不断"翻新"，充满活力，可持续地发展成为世界公认的体系与品牌。

战略是一种模式，检验创新的战略管理要适应发展的需求。检验创新的战略管理是一种将检验创新转化为价值的长期计划过程，是在以科学发展观为指导的战略思想下，拟出的关于"怎么应用检验创新、如何考评检验创新"的长期有效正性增长的相关计划的过程。具体来讲，就是把握创新来源，制定和实施检验创新的战略，加强战略管理。管理者需要具备市场意识和对环境的敏感性，采取战略分析、战略选择和战略实施的步骤，确定组织的战略方向与目标，确立科学检验事业的核心竞争力。

战略是一个定位，检验创新的战略管理要立足于创新。科学检验具有的专业性、权威性使之与其他行业有所区别，在借鉴各大创新型企业的优秀经验时应该注意到，同样立足于创新，可是检验创新不同于企业创新，因此检验创新的管理也应该区别于企业管理，比如：检验创新的核心驱动力是检验创新的理念，是在社会主义核心价值观的指导下践行科学检验精神的力量；检验创新的精神是科学检验精神，其核心内涵是"为民"、"求是"、"严谨"、"创新"；检验创新的目标是为国民健康服务，打造"中国检验"的品牌等。

战略是一种观念，检验创新的战略管理要坚持战略创新。实施检验创新的战略管理要求检验机构的管理者及其组织具备战略性头脑，能够针对机构自身的生存和发展，以市场为导向，以创新战略决定机构的发展方向和管理思路，把握国内外的科学检验发展趋势与创新环境，不断进行战略性调整，与时俱进，永远立于不败之地。

- **检验创新战略管理之"神"与"形"**

检验创新战略管理之"神"即检验创新战略管理的内在精神力量，就是通过检验创新不断提高中国检验的水平，适应社会发展与人民需要，打造与时俱进的创新型科学检验队伍，使我国检验事业持续发展；检验创新战略管理之"形"即检验创新管理的实践及框架构成，通过不断的实践和应用塑造其社会形态。大量实践证明，组织的竞争能力是通过战略管理形成的，实施组织战略管理的根本目的，就是提高组织的核心竞争力。要让检验事业取得长足进步，满足国民需求，能够成功地与国外各个检验组织公平竞争，获得应有的市场份额，检验创新的战略管理是基础和前提。

2. 创新的战略框架

当一个组织成功地制定并且执行价值创造战略时，它将获得战略竞争力。战略就是用来发展核心竞争力，获得竞争优势的一系列综合的、协调性的约定和行动。进行创新战略选择时，组织可以选择不同的竞争方式，以指导其获得战略竞争力。因此，创新战略的选择表明组织能做什么，不能做什么。

• 检验创新的战略高度

检验创新拥有明晰的战略高度，即："以全球视野全力推进人才培养、技术创新和管理创新"、以优势学科建设为突破点，"合理布局、突出重点、特色发展"，打造具有中国特色的检验创新品牌。

🔆 链接　　　　　**专家团队是完成战略管理的有力保障**

中国食品药品检定研究院（以下简称中检院）战略咨询专家委员会于2012年4月16日宣布成立。这是中检院首次引入"战略咨询专家"机制，共有17名中国工程院院士入选委员会名单。中检院作为国家食品药品监管的技术支撑部门，主要承担检验检定工作，为保证公众饮食用药安全发挥着重要作用。国家食品药品监督管理局局长尹力表示：中检院应该有更远的战略目标，跟踪国际上的发展趋势，要真正地发挥专家们的作用。科学检验事业的战略制定要有国际眼光是毋庸置疑的，在与国际接轨的过程中，专家团队是必不可少的力量，是完成战略目标的有力保障。

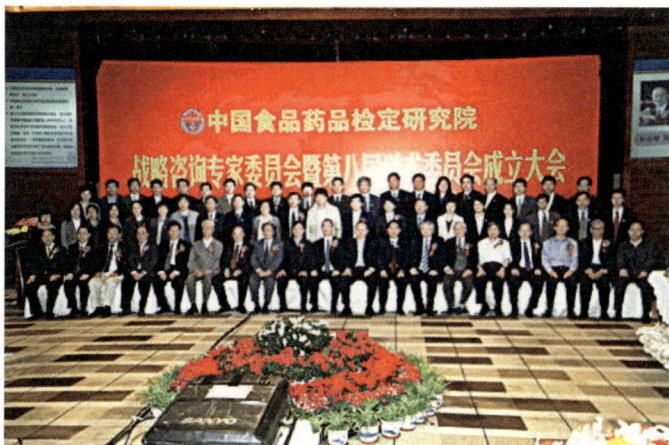

中国食品药品检定研究院战略咨询专家委员会暨第八届学术委员会成立

　　以全球视野推进检验技术与检验管理的创新，要求运用现代管理理念，将新型的、经过国际认可的检验技术和检验创新的特点与发展需要相结合，整合出具有检验创新特色的技术创新与管理创新。在检验创新的战略定位中，并重技术、管理与人才优势学科建设为突破点，"合理布局、突出重点、特色发展"，发展核心竞争力。

　　战略管理大师迈克尔·E·波特认为，只有通过战略性地承担社会责任，企业才能对社会施以最大的积极影响，同时收获最丰厚的利益。企业社会责任最重要的任务，就是要在运营活动和竞争环境的社会因素两者之间找到共享价值，从而不仅促进经济和社会发展，也改变企业和社会对彼此的偏见。组织机构的社会责任与检验创新事业可持续发展之间是一种互动和相辅相成的关系，是优势可持续的关键。检验事业是服务于国民的事业，本身就有一定的公益性，承担着相当重要的社会责任，在检验创新发展的过程中，要坚持这种责任感、公益性，在取得检验创新的长足进步的同时，不辜负民众对我国检验事业的期望。

　　• **检验创新的战略广度**

　　检验创新的战略广度即检验创新的发展战略，发展战略是战略的种类之一，是对发展的谋略，是对发展的整体性、长期性、基本性问题的计谋。具体来讲，发展战略就是一定时期内对检验创新的发展方向、发展速度与质量、发展点及发展能力的重大选择、规划及策略。发展战略可以帮助指引长远发展方向，明确发展目标，指明发展点，并确定检验创新需要的发展能力，战略的真正目的就是要解决发展的问题，实现快速、健康、持续发展。大力弘扬科学检验精神，实施"科技强检"、"人才兴检"、廉洁从检战略。同时，要倡导艰苦创业精神、团结协作精神、求实开拓精神，结合自身性质、宗旨、发展方向，精心培育并逐步形成独有的检验创新精神。

- **检验创新的战略宽度**

检验创新的战略宽度，即检验创新的发展思路。按照"一条主线，五个支撑"的发展思路，以加强能力建设为主线；以人才保证发展，管理服务检验，科研提升水平，文化创造环境，合作促进提高为支撑。同时，"检验创新"离不开三大建设，即基础建设、队伍建设和能力建设。比如，从"中检所"到"中检院"的发展，就是顺应发展思路的要求，满足人民对科学检验工作不断增加的需求的体现，既水到渠成、瓜熟蒂落，又具有重大的示范意义。

链接　**中国食品药品检定研究院命名体现职能的发展**

2010年9月25日，中检所更名为中国食品药品检定研究院，保留中国药品检验总所的牌子，加挂国家局医疗器械标准管理中心的牌子。2010年9月26日，在中检所成立60周年大会上正式宣布了更名。中国食品药品检定研究院在名称中增加了"食品"，这与国家食品药品监管局名称相对应，突出了餐饮食品的检验职能。"检定"则强调技术仲裁，这是中检院的主要职能，表明中检院是国家检验药品生物制品质量的法定机构和最高技术仲裁机构。另外，近来中检院承担着国家局委托的科技管理工作以及国家相关部委和世界卫生组织委托的大量研究任务，在名称中突出"研究"，则表明这是中检院的重要职能，也是检定的基础工作。

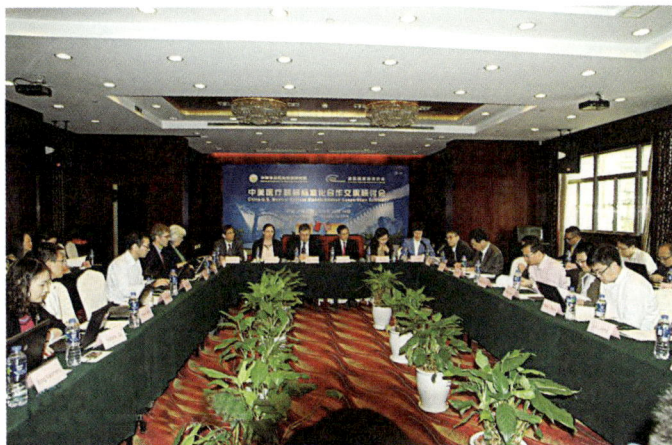

中检院医疗器械标准管理研究所在沪召开中美医疗器械标准化合作交流研讨会并签订中美医疗器械标准化合作协议。（图片来源：中检院网站）

3. 检验创新的战略管理攻势

在全国药检系统实行全局统一、兼顾发展、局部特殊、因地制宜的检验创新的战略管理，制定能鼓励促进检验创新大力发展的中国特色检验战略管理策略，逐步推进并发展检验在检验创新领域的触角，从而惠及广大民生，是我国在现在乃至未来的发展方向和检验创新战略管理的主要攻势。

- **以战略管理的方法为支点**

制度机制。在我国食品药品检验系统形成以科研为导向，以课题协作为纽带，以信息沟通为平台，以共同发展为目标的技术创新能力建设新机制，为全系统实现检验创新、加强能力建设提供源源不断的内生动

157

力。在科研方面，通过不断推陈出新、加强合作、重视交流，带动整个机构与系统实现检验创新，形成你追我赶，鼓励创新，争创优秀的良好局面。

四个提升。提升发展潜力、提升综合实力、提升创新能力、提升服务能力。发展潜力的提升要靠人才的培养与引进、设备的维护、更新与增添、技术的学习与深造等。其中，人才的培养与引进是提升发展潜力的关键，也是综合实力的重要组成部分。提升综合能力，就是将人才、设备、技术等有机结合，变成无限的生产力。提升创新能力，就是要在创新的理念中形成创新思维，懂得创新计划的设计、实施与评价。提升服务能力，就是要树立服务的理念，把检验事业的发展当成是国民经济建设与社会发展的一部分，为食品药品和医疗器械的安全使用保驾护航，在服务的过程中做到客户满意、政府满意、人民满意。

- **规避战略管理高地存在的视觉盲点**

战略管理这一概念是从国外引入的，真正应用于中国的时间并不长，因此在使用这一概念时，尚存在许多问题。在检验创新的战略管理中，我们应该尽量避免这些问题，少走不必要的弯路，好好利用检验创新战略管理这一战略制高点。

对战略管理的认识存在偏差，浅尝辄止。战略管理是企业家使用的工具、是领导科学化的依据。战略管理的制定是由企业的高层领导者和企业的战略管理部门一起来做研究和调查，双方各有分工，战略管理部门着眼于对于数据的收集、分析和日常的战略实施、战略评价等工作，而领导者应该着眼于利用战略管理部门的工作绩效来做出判断与决策，在日常的战略管理中推动和贯彻战略的执行。

对战略管理的应用存在随意性，未成常态。战略管理不应是在组织危机时、重组后、更换大股东后的工作，而是组织发展中的经常性的工作。战略管理不是静态的、一次性的管理。它是需要根据外部环境的变化、企业内部条件的改变，以及战略执行结果的反馈信息等，反复进行新一轮战略管理的过程，是不间断的管理。

战略管理与创新人为分割，难成合力。战略管理固然有其规范性的方法与程序，但战略本身是具有创新性的，否则，迟早也会陷入"无差异化"竞争甚至"恶性竞争"的泥潭。组织的经营管理需要创新，创新无处不在，而决定机构根本命运的最重要的创新就是战略的创新。组织机构的领导层和战略规划部门应该在对行业、对环境、对自身深度了解的基础上，结合自身的资源，跳出束缚自身的惯性窠臼，打破固有的思维定式，作出创造性的战略决策，从而带领机构走出对战略管理的误区，开创差异化的新天地，创造出持续的竞争优势。

战略管理与商业模式之间，关系模糊。商业模式是塑造核心竞争力的"密码"，是跳出恶性竞争、赢得先机的筹码。所以，在战略管理创新当中，商业模式的创新应该成为一个核心思路。我国的民营企业一直重复着"大而全、小而全"、同质化严重、一哄而上的竞争格局，其关键就在于商业模式简单化、同质化、模仿化严重。商业模式是一个组织创造价值的核心逻辑，也就是机构在给定环境中实现既定的财务目标所需要的内部活动和能力。它是一种战略性的设计，用于衡量和打造一个企业的健康状况和发展方法。商业模式的成功，造就了许多伟大的企业。商业模式的创新也反过来推动着战略创新。目前，我国的检验机构尤其是医疗器械检验机构同样存在着与企业相同的问题，雷同的运作模式，这个问题不得不上升到战略管理创新上来给予重视。

战略管理与人力资源，轻重未衡。组织机构拥有再好的战略也都是要靠人去执行、去完成的。如果没有相匹配的人力资源管理，战略管理便是"空中楼阁"。在动态战略管理的组织中，人力资源管理的角色已经从传统的行政和操作角色扩展到了战略角色。人力资源部的工作范围不再局限于招聘、培训等工作内容，而是被整合到企业的战略、运营等流程中去，并承担起新的职责。

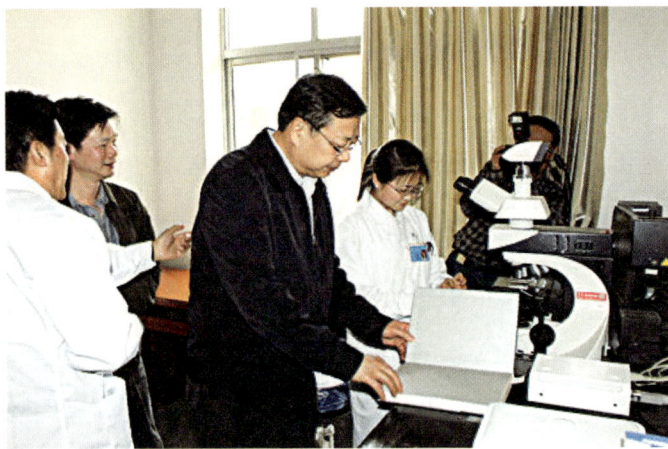

国家食品药品监督管理局领导在甘肃调研食品药品检验体系建设工作

- **以战略管理为基础实现检验创新"全攻略"**

当前，我国检验事业在不断发展，努力适应时代潮流，最大努力符合社会和人民的期望。然而，发展过程中不能忽视一些历史遗留问题，我们要直面组织机构结构不合理、比例不恰当、人才缺乏、文化氛围不足等问题，在实施战略管理的过程中积极应对，通过重新审视历史与现状之后打造检验创新"全攻略"。

组织结构调整。机构组织结构设置是否科学合理，是适应市场经济条件下组织机构管理运行的需要，是反映组织机构服务能力大小的指标，是保证组织机构可持续发展的"硬件"。进行检验创新的战略管理，首先要把这个"硬件"调整到最佳状态。其基本目标是：不断坚持机制创新，切实建立优胜劣汰机制。要解决组织机构管理机制不活，各部门发展不均衡的问题。通过对组织结构的调整，将优势学科、优势技术进一步做大做强。对发展较慢的、不擅长的部分，通过人才引进、技术引进、设备引进、培训、进修、交流等方式进行调整。同时切实建立优胜劣汰机制，将检验创新组织结构调整为金字塔形，优化人才比例，保证学科与技术带头人的水平与质量，同时使人才流动起来，优化人才"升降"机制，保证检验创新发展的后备力量，不断补充人才，提升人才质量。

组织机构创新。要紧紧抓住经济全球化的发展机遇，跟上经济发展的快捷步伐，全方位进行组织机构的创新。"创新是一个民族进步的灵魂，是一个国家兴旺发达的不竭动力"。对一个成熟的管理者来说，首要的是观念创新、思路创新，拓展新领域、新事业、新市场。

① 组织制度创新：组织制度创新的前提就是要使制度建设和实施能为检验创新的战略目标服务，在制度建立和实施的过程中，一方面保留原则性的制度准则以保证工作的顺利开展，保质保量完成工作任务，达到工作要求。另一方面是要打破以往陈旧落后的制度，为检验创新营造一个轻松活泼充满活力的氛围。

② 组织管理创新：重点是要推行国际上通行的组织管理模式。项目管理的实施彻底更新了组织管理方式：管理模式实现从传统的直线职能式向矩阵式的转变，经营方式由粗放型向集约型转变，经营机制由计划经济向市场经济的转变。要将人才建设放在首位，把建立复合型高级人才队伍作为战略发展目标。另外，要把强化组织的基础管理突出到战略管理的地位。主要是强化财务管理体系、质量管理体系、环保管理体系、安全管理体系、业务系统化管理等。

③ 经营方式创新：要突出狠抓市场战略，建立全方位的信息网络体系，加强对市场的全方位预测和研究，扩大市场领域，多渠道发展。检验工作的服务对象包括食品、药品、化妆品、保健品与医疗器械等生产方与销售方，同时也需要广大人民群众的"打分"，这种特殊的"市场"要求检验机构在实施"走出去"战略的同时，在技术上要练好内功。在当前检验市场仍在不断发展的情况下，作为组织战略管理的重要组成部分必须调整完善检验创新网络。

④ 科技人才创新：人才创新的重点是加快培养造就一支适应时代环境和具有技术复合型、管理复合型的高素质人才队伍，以满足与国际惯例接轨的需要。要建立和完善人事管理机制，考核优胜劣汰机制，着力检验创新人力资源管理开发研究。

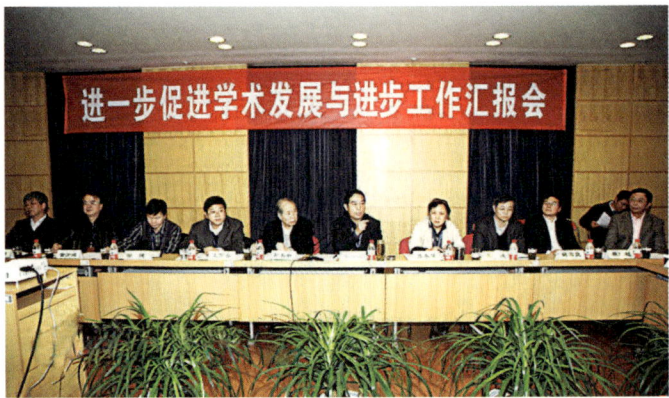

中国食品药品检定研究院高度重视学术发展。图为中检院进一步促进学术发展与进步工作汇报会现场

⑤ 组织文化创新：着力建设好组织精神文化、物质文化和制度文化，使组织文化建设逐步向组织文化管理过渡。精神文化就是切实加强"为国民健康服务"思想的宣传教育，加强各级领导班子建设，对干部职工进行党的基本路线和基本理论教育，增强素质，提高为人民服务意识，将创新融入组织文化中。物质文化是指为了满足检验创新生存和

发展需要所创造的物质产品及其所表现的文化，包括安全舒适的工作生活环境，良好的交通设施，功能完善的检验工具，合理方便的操作空间等。制度文化就是教育职工遵纪守法和组织规章制度，教育干部增强纪律性，做到政令畅通、令行禁止。

第二节　组织管理——提升检验创新效率

食品药品检验系统的组织管理是检验工作的重要组成部分，是完成检验任务，发挥检验系统整体创新功能的保证。良好的组织管理对于检验创新的开展、落实及可持续发展的影响是全方位、深层次的。检验创新的一切活动，都需要通过组织有条不紊地进行。因此，检验创新管理人员必须深入研究组织管理的规律，从实际出发，探索与检验新形势、新任务、新发展相适应的创新组织管理思路，以促进检验创新的健康发展。

1. 创新与组织结构的互动与博弈

长期以来，为了完成法定职能，检验行业更多地把关注点和注意力聚焦在技术能力提升方面，相比之下，对于组织与组织管理能力建设缺乏足够的重视。这种情况与不断提升的科学检验水平不相适应，与社会公众对检验行业日益提高的要求更加不相适应。因此，提升行业内组织管理水平对创新和发展都具有十分重要的现实意义。

- **检验系统的组织与结构性概述**

《中华人民共和国药品管理法》中明确规定："药品监督管理部门设置或者确定的药品检验机构，承担实施药品审批和药品质量监督检查所需的药品检验工作"。由此可见，法律中相对明确规定了技术是行政监督的重要依托和监管手段，是对药品进行有效监管的基础，也是监管科学性的保证。

组织结构

组织结构（Organization structure）是指组织各部分的排列顺序、空间位置、联络方式及各要素之间相互关系的一种模式。为实现检验创新组织的合理性和科学性，管理者应掌握组织的结构与特征，合理构建适应检验机构持续发展的组织形态。

组织（Organization）	指为了实现既定目标，人们按照一定的程序、规则而安排和设计工作任务，并依据工作任务而设置岗位及相应人员配备和权责隶属关系的管理过程
检验组织	检验系统是以食品、药品、化妆品、保健品与医疗器械（即"四品一械"）等相关产品的检验为目的，以一定的结构形式，将人员编制、职权划分有机结合，并按照一定的方式与规则进行活动的集合体

链接　　　　　　　　　**组织结构分类**

① 直线式结构

检验系统的直线组织又称单线型组织，其特点是所长对其所管辖的范围及其下属拥有完全的直接职权，基本不设职能机构，一切指挥与管理职能基本上都由其自己执行，或仅少数职能人员协助其工作。这种形式的优点是结构简单，职责与权力明确，作出决定迅速，工作效率较高。缺点是要求所长通晓多方面的知识和较强的工作能力，对规模较大、业务比较复杂的检验所，这往往是不易做到的。因此这种组织设计模式在现有的检验系统中应用较少。

② 直线-职能式结构

检验系统的直线-职能式结构是按照组织和管理职能来划分部门和设置机

构。这种组织实行的是高度集权，以保证组织内有统一的指挥与管理，同时有一套职能部门和人员，作为院长、所长的参谋助手，因而能够对本院（所）内的活动实行有效管理；缺

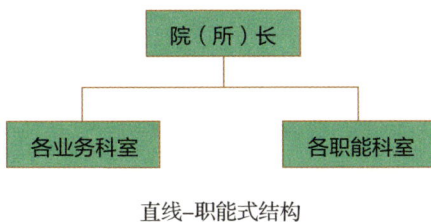

直线–职能式结构

点是下一级部门的主动性与积极性发挥受到一定限制，部门之间互通情况少，对新情况难以及时作出反应。这种组织结构比较适用于中型的检验组织。比如规模相对较小的地市级检验所或器械所。

③ 矩阵式组织结构

在检验组织中，由于某一项检验任务的执行期的需要，形成一种非长期的组织结构，即矩阵式组织结构。它是在直线–职能式结构的基础上形成，新增一种横向的领导系统。它的具体执行过程由职能部门系列和完成某一临时任务而组建的项目小组系列完成。在这种结构中，成员受两位不

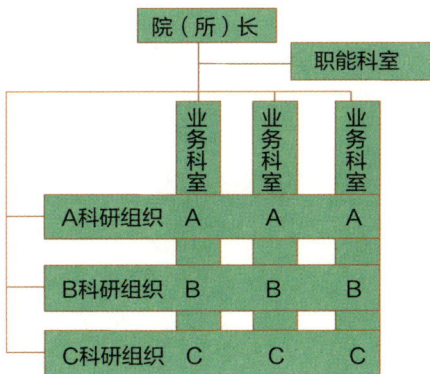

矩阵式组织结构

同方面的主管人领导。这种结构是一种非长期的组织结构，是建立在某一项任务执行期间，任务完成后，结构解散，成员各自回归到原来的部门之中。

④ 网络型组织（Organizational network）

网络型组织是指个体员工之间紧密联系、通力协作的一种系统。如果管理单位距离遥远，当必须对某些事情作出快速决策时，组织网络增加了快速协作进行实施的可能性。以中国食品药品检定研究院为例，其拥有26个内设机构，包括食品化妆品检定所、中药民族检验定所、化学药品检定所、生物制

品检定所、医疗器械检定所、包装材料与药用辅料检定所、实验动物资源研究所、标准物质与标准化研究所、食品药品安全评价研究所、食品药品技术监督所、医疗器械标准管理研究所等11个业务所和院长办公室、党委办公室、纪委监察室等15个职能科室。与此同时，在各地方设立检验所、医械所等地方性的机构，形成了一个庞大的食品、药品、化妆品、保健品、医疗器械等的检验网络。在各部门、各级别和不同地区区域的员工之间建立了联系，各个地方检验机构和员工之间可以迅速就某事进行沟通，消除了一般组织中的障碍。

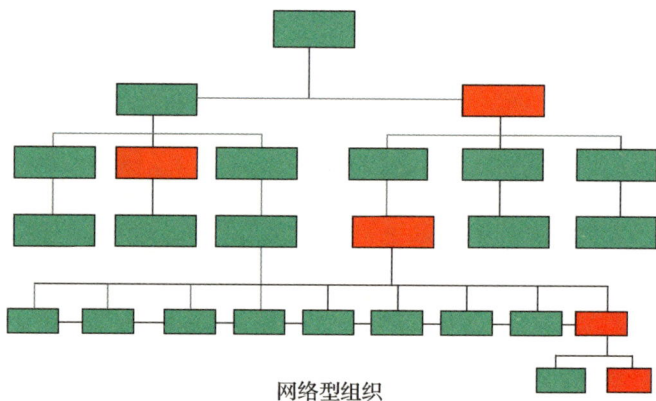

网络型组织

• **组织结构的创新探讨**

小链接中介绍了四种基本组织结构，并阐述了其在食品药品检验系统中的应用。

目前，大部分检验机构实行院（所）长负责制，院（所）长为法人，以院（所）长、党委书记为核心形成机构决策层，以中层骨干形成管理层、以广大检验工作者为执行层，下级对上级负责。这是一种相对传统的组织管理结构。

新时期检验行业的组织结构具备了基本的管理职能，但仍存在部门间职责不清、关键职能弱化、职能交叉与空缺等现象。流程过长、程序繁琐、推诿扯皮、沟通不畅普遍存在，导致执行力层层递减，协调工作量增加，管理成本提高，组织效率低下。个别部门有岗位分工过细、因人设岗、管理幅度过大等现象，不利于职工成长，严重的更会阻碍检验工作的深入展开。

随着检验事业发展，其承担的职能不断扩大，"四品一械"的职能范围要求检验系统的组织结构也要相应随之发生变化。由此可见，组织结构是一个相对静态和绝对动态的结合概念，是服务检验管理战略的重要载体和平台。因此，检验系统的组织结构设计要依据职能、层次、部门、职权等结构，结合上述组织设计原则，随着需要与需求的变化而作出相应改变。

随着"十二五"发展规划进入战略攻坚期，国家食品药品监管体制机制的深度变革，公众对检验行业日益提升的关注度，我国检验行业面临着严峻的形势与挑战。这种挑战不仅存在于检验技术层面，对组织结构与管理也构成很大的影响。未来的检验行业将是一个向管理服务检验发展的时代，组织管理将成为重要生产力。因此，在现阶段构建具有行业特色的检验组织管理结构迫在眉睫且意义深远。

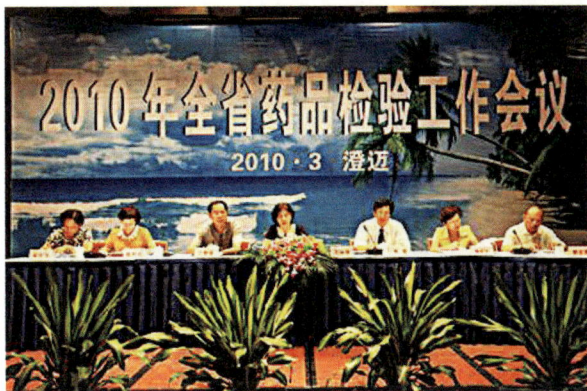

海南省2010年全省药品检验工作会议

2. 创新的组织模型解构

检验系统的组织模型设计，是指食品药品检验系统希望将现有的检验组织建立、建设成具有某些特征的组织，以便更好地开展业务和推进创新。从战略层面上看，这是检验组织构建的发展方向。

- **人心向学——构建学习型检验组织**

截至目前，已有多数地方检验所将构建学习型组织作为其组织发展目标。那么何为是学习型组织？怎样构建学习型组织呢？

学习型组织是近年来兴起的优秀组织类型，是一个能熟练地创造、获取和传递知识的组织，同时也善于修正自身的行为，以适应新的知识和见解。对于检验系统而言，构建学习型组织必须要具备的要素见下表。

表　构建学习型组织必须具备的要素

领导重视率先学	领导充分发挥表率作用，通过看书读报、网上搜索、参加培训班等多种形式，及时了解掌握食品药品等检验新动态，利用学习之机，认真组织讨论，带头作辅导
互帮互助带着学	有专业特长或经验丰富的同志，通过言传身教，新老结对，师徒帮教，帮助年轻同志尽快熟悉药品检验工作，尽快进入角色，在本职岗位上发挥作用
取长补短交流学	开展学习活动，定期集中辅导，根据员工各自的工作特点，讲授食品、药品、化妆品、保健品、医疗器械等检验技能方面的经验和教训
投身实践干中学	把学习的热情引导到做好实际工作中，提高药检检验准确率

综合起来，构建学习型组织必须要树立以下三个观念。①学中干、干中学：这是主要体现在检验流程中的重复性操作，在重复性的工作中不断总结和积累经验。这就要求检验系统内部老员工带新员工，传授知识、经验和教训，发扬检验的传承精神。②在研究开发中学习：在研

究开发中学习是指在创新中进行吸收和学习的过程。可分为四个过程，分别是发散、吸收、收敛和实施。③组织间互相学习：和前两种方式相比，组织间学习更具有发散性和战略性，其特点就是向同类组织学习，吸收对方的优点和经验，以完善自身技能。检验系统内的兄弟单位之间可以开展不定期的交流，甚至可以在开展一定时间内的岗位互换、岗位培训，以熟悉彼此的创新思维、创新方法，取长补短、共同进步。

为了能够平衡组织间的各种差异，达到检验水平的统一化，各级检验机构都应该具备学习型组织的某些相关特征，以追赶检验大时代的潮流。

- **革故鼎新——构建创新型检验组织**

"日新之谓盛德"语出《易·系辞上》。这句话强调人不可故步自封，墨守成规，是人们追求新事物鼎革新气象的崇高品德和人生境界。由此可见，创新对于组织和个人而言都是必要的。

创新型检验组织指的是，组织创新能力和创新意识较强，组织成员能够比较协调地进行技术创新、组织创新和管理创新等活动。在这样的组织中，无论是组织的领导者还是普通员工都有变革、创新的渴望，并有能力、有信心逐步把"变革"转化为组织的例行规范。简言之，就是把创新精神制度化、常态化，从而形成一种创新惯性。

创新型检验组织应具有以下特点。① 组织内大部分成员具有求异求新思想。组织中的创新先锋往往是具有求异求新兴趣的思考者，由于具有这种特点，他们容易引起组织内部的竞争和反思，他们对问题的非正统思考方法对于多数循规蹈矩的人来说常会引起波澜，引发创新的思维。② 组织领导的创新激情。富有创新激情的领导者可以感染组织成员加入到创新活动中来。③ 组织目标清晰。创新型组织必须明确要达到什么目标，并坚信这一目标对于检验工作者体现着重大的价值。而所有检验工作者的共同目标就是打造"中国药检"品牌，这个共同目标将激励着个体为实现组织的目标而调整个人关注的重心。只有制定了正确的目标，组织成员才能明确要为什么而奋斗，以及在奋斗过程中如何创新。④ 组织内的协作。内部沟通以及相互协作的创新是一个良性循环，不同的成员之间要有效沟通，达到信息共享。成功的创新很可能是高效团队的成果，而高效团队也极有可能再次引领创新。⑤ 组织的文化传承和创新。任何组织都有其传统的文化，这些文化的精华需要传承。任何组织都面临着变革，伴随着变革需要文化的创新。因此，文化的传承与创新始终伴随着组织的成长。正像胡锦涛同志在全国科技大会上所指出的："创新文化孕育创新事业，创新事业激励创新文化"。

凡创新成果多的地方，往往拥有良好的创新性环境，特别是有尊重个性、崇尚创造、团队协作、宽容失败的创新氛围。因此，检验系统也应该尝试向创新型组织学习，成为有活力，有思维，有意愿创新的优秀组织。

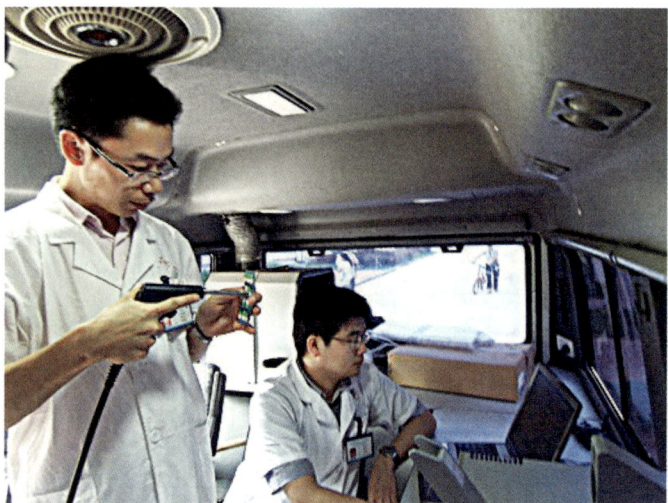

江西省食品药品检验所团委充分发挥基层团组织堡垒作用，赴灾区开展药品应急检验

- **专事专办——组建检验创新工作小组**

各级检验机构可以考虑由检验技术带头人或相关业务领导牵头，成立检验创新小组。由先进带动后进，促进检验技术创新的全面发展，保障检验人才的可持续发展。要求组织负责人严格把关创新小组成员遴选标准，注重成员专业性与创造性，保证检验创新小组权威性与科学性；定期组织检验创新小组成员培训、深造、进修、交流，保持创新小组成员的先进性；合理制定检验创新小组成员的管理制度，针对成员业务情况定期考核，建立成员奖惩机制，保证检验创新小组的持续竞争能力与基本业务水平；总结经验，借鉴先进，形成检验创新小组建设的规范化，标准化。

- **众志成城——聘请专家团队**

2012年4月16日，由17名中国工程院院士组成的中国食品药品检定研究院战略咨询专家委员会在北京正式成立。战略咨询专家委员会旨在对建设国际一流中国食品药品检定研究院的长远性、全局性和战略性问题，提出建设意见和决策建议。对中检院学科发展、研究方向，以及围绕食品药品安全的检验能力建设提供指导。对中检院重大研究项目立项、评估提供咨询。该战略咨询专家委员会由全国人大常委会副委员长、中国工程院院士桑国卫担任主任委员，中国工程院院士赵铠、丁健为副主任委员。当日，中检院第八届学术委员会还进行了适时调整，特别聘请了来自欧盟、日本、英国、美国等国家的外籍委员，以期开阔视野、促进学术发展。

各地方检验机构可以以此为鉴，成立战略、学术委员会，聘请地方专家作为顾问，帮助科学决策。各级领导、员工要充分认识专家团队建设的重要性，加大国内外专家引进力度，加强专家选拔培养工作，构建专家技术交流平台，真正做到"走出去，引进来"，通过长期投入持续激励，吸引形成一批高水平、懂技术、了解市场，知晓现状的检验创新专家团队。

- **纵横捭阖——加强检验组织之间的合作**

检验行业涉及范围广，所需专业性强，人员技术要求高，单一部门难以完全应对，有时需各检验机构跨领域合作。如通过构建统一的公共技术平台，提升整体能力与水平，便可改善公共服务质量和效率。新时期的检验往往要从医疗产品、食品、药品、公共卫生、环境、产品质量等多个领域着手，才能胜任工作。提升技术创新水平，才能为执法和受检企业的技术创新提供有力的技术保障。现行的检验组织弊端尚存，多变的市场形势对我国检验机构的创新改革与发展也提出了新的要求，因此，纵向联合各级检验机构，横向沟通同级共享资源，对于进一步推进检验组织创新和资源整合具有重要意义。

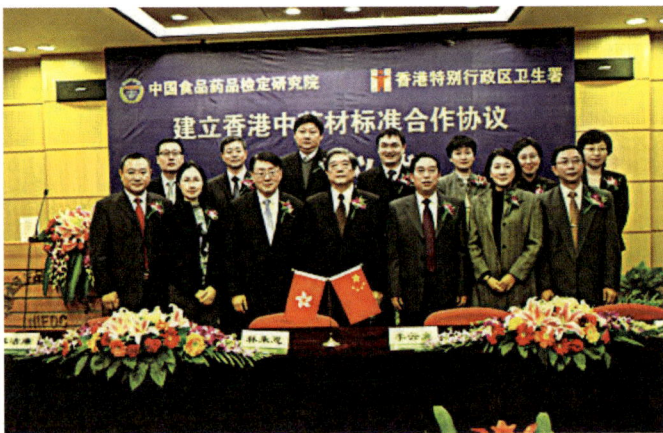

时任局长邵明立出席中检院与香港卫生署《建立香港中药材标准合作协议》签约仪式

- **"产学研检监"跨领域的组织合作**

开展"产学研检监"交流合作与上下游产业互动整合；共建成果转

化平台和科研实验室；共建创新示范基地和质量标准体系；领衔重点项目，加大科研力度，开展系统内外联合攻关，推动检验创新。

与企业互动。加强对企业的技术咨询和技术指导，与企业联合建立人才实训基地，了解企业的工艺流程和质控难点，开展产品安全风险评价与产品性能优选等；开展国内外研究技术和相关法律法规及信息研究、帮助企业提高检验技术水平，提高产品的国际竞争力。

与高校、科研院所合作。建立联合实验室、重点实验室，联合建立药物质量控制工程技术研究中心，搭建起药品、医械生产与质量安全的专业技术平台，合作完成国家自然科学基金资助课题、科技攻关项目、重点课题等。

与检验机构协作。与各食品药品检验机构、出入境技术中心、疾控中心、质检院等检验机构开展实验室互访活动，组织开展协同检验，对检验数据进行借鉴、比对和分析，提高技术协作能力。

与监管部门联动。研究探索检验服务食品药品监管大局的新形式、新方法，创造技术监督和行政监督良性互动新机制，创新富有生动性、多样性、亲民性的服务方式，使检验技术更好地服务监管、服务公众、服务社会。加强与监管部门相互配合，互派技术人员到实验室和监管现场学习交流与指导；在日常监督中，监管部门委托样品时认真填写样品可疑项目，避免检验机构对大量样品的盲目筛查，同时，检验机构将不符合标准规定的检品信息及时上报，监管部门及时跟踪查处，可发挥检监联动的效果，扩大覆盖面，增强针对性，增强检验结果对监管的技术支撑作用。

链接

粤甘两省建立战略合作 联合打造区域合作中心

2012年起，广东省医疗器械质量监督检验所与甘肃省医疗器械检验所开展技术战略合作，并在甘肃兰州建立区域合作中心。通过发挥各自的优势，整合资源，共同打造东西部医疗器械技术交流平台，在医疗器械监督检验、注册（委托）检验、标准复核、标准研究、标准制修订、实验室间比对试验、实验室建设与管理、人员培训、科研协作及技术交流等方面开展深度合作。

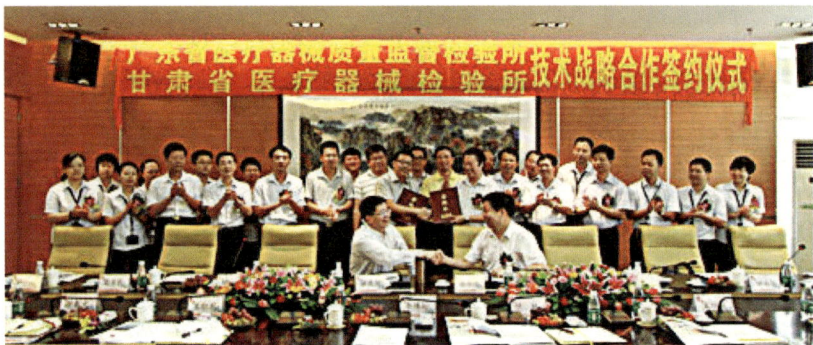

开展技术合作，促进药检发展

经过两年多的实践，双方在技术培训、在用医疗器械检验方面形成了良好互动，为加强甘肃等西北地区医疗器械检验机构的技术支撑、技术保障和技术服务功能，推动广东、甘肃两省医疗器械检验事业健康协同发展做出了积极的贡献。

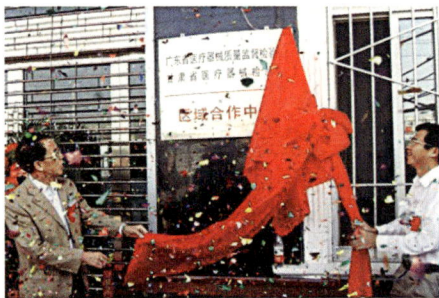

从以上探讨，不难发现学习型、创新型、科研型的组织模式是检验创新的体制保障。创新工作小组、专家团队、跨领域合作是使检验创新锦上添花的途径。当然，能够激发创新的组织模式还有很多，检验创新的更优模型有待于每一个检验

工作者在今后的工作中继续探索。

3. 创新的组织管理切入

检验系统的组织管理主要指通过建立组织结构，规定职务或职位，明确责权关系等，以有效实现目标、保障检验任务顺利完成的过程。本小节主要介绍检验机构中的行政管理、业务管理和科研管理这三大核心管理职能进行切入分析，并对检验机构的创新管理进行探讨。

- **行政管理——创新的保障**

行政管理牵涉到检验组织每个部门、每位员工的切身利益，它建立了员工和领导之间有效沟通的途径。在创新过程中，管理者需深刻认识行政管理工作的重要意义，准确定位行政管理工作的目标，明确其层次化的工作内容，提升和发挥行政管理工作的潜在效能。

检验系统中的行政管理。检验系统中的行政管理指的是在组织内通过控制、协调、领导等特定的手段发挥组织作用的过程。其管理活动具有综合性与应用性的特征，以行政组织和机构、行政领导以及执行人员等为主体，实现多个环节和有关部门共同有效运行的效果。

检验过程中的行政管理。检验机构中，行政部门主要指的是处理职能事务，提供智能性服务的非业务部门，比如检验所中的行政办公室、人事科、财务科等部门。其履行的义务包括行政的决策、实施、监督以及效率的提高。

检验组织中行政管理的创新思路。检验机构中的行政管理工作与其内部各环节实现有效沟通和合作有紧密的关系。从某种程度来说，行政管理涉及检验创新的方方面面，在整个创新运行中发挥着不可估量的作用，因此，行政管理对于创新检验而言至关重要。

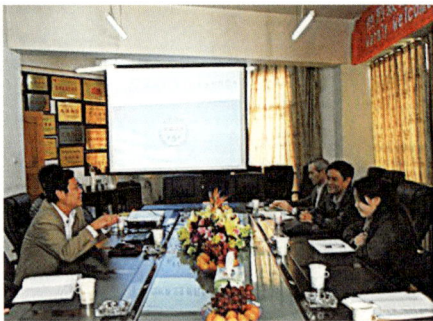

WHO专家组到云南省食品药品检验所考察指导抗疟药实验检测能力

创新的行政管理应首先完善检验组织行政管理的体制机制，强化行政管理体制改革；其次是引进外部优秀行政人才与加强内部行政人员素质培训相结合；如果客观条件允许，可引进与尝试国际化的行政管理模式，师夷长技。

在实际检验过程中，每一位检验机构内的行政人员都要树立"管理服务检验"的意识，在带领技术创新与发展的同时顾全大局，强化行政管理理念，向管理要效率，以效率促发展，创建科学、高效、节约的行政管理体系，为检验工作创新提供热情、主动、周到的服务，同时发挥综合协调作用，为检验创新工作提供可靠的保障。

- **业务管理——创新的推手**

检验机构的工作具有技术性、专业性，并且承担的事务具有常规化、业务化等特性，因此借由企业管理中的业务管理概念对检验组织进行日常承担业务的管理，具有实际操作的意义。检验机构的业务管理可包括检验对象单位、检验执行过程、检验工作者、财务等各项业务过程执行有效的规范、控制、调整等管理活动。

随着改革开放的深入，食品、药品、医疗器械等的进出口量逐年增加。与此同时，检验机构业务管理水平、业务建设状况在某些方面、某些地区还跟不上发展的速度。这就要求各级检验系统紧跟形势，狠抓业务管理。

首先，良好的人员素质是保证检验"零差错"和提高检验工作效率的必备条件。提升管理、检验工作者素质，主要从思想建设和业务建设这两方面入手。一方面培养良好的思想素质，采用积极的正面教育，以此来传递科学检验的精髓；另一方面，对于业务素质的培养，既要抓住骨干，也要重视全面培养，提升整个检验系统的业务水平。

其次，各级检验机构要建立健全各项制度，真抓实管。一方面修订各实验室制度，明确各科室职责范围，建立"一公开、二监督"制度，增强工作透明度；另一方面，设立岗位责任制实行考核评分办法，对科室实行目标管理，实行检品计件打分制等。

再次，各级检验机构要加强药品质量信息追踪调查。做好监督与检验相结合，健全食品药品质量档案，尤其要加强对检验不合格产品的追踪抽验，建立详细完善的检验档案。

最后，要充分发挥高科技、现代化的仪器、设备来为检验事业服务。对检验过程中需使用的紫外-可见分光光度计、红外分光光度计、气相色谱仪、液相色谱仪等仪器，其主检工作者都能熟练地掌握与使用，以提高检验工作者技术水平和工作效率。与此同时，可逐步探索与尝试扩大服务范围，开展各项咨询服务。为联营单位、跨系统单位代测，甚至可代为培养仪器操作人员。

- ## 科研管理——创新的基石

"问题奶粉"、"地沟油"、"甲氨蝶呤"、"佰易"等事件的应对过程，充分说明检验技术在食品药品监管中的重要作用，而检验技术的积累和发展离不开检验科研。随着药品监督技术支撑作用要求的不断提高，技术创新日益得到重视。

检验事业是高技术要求的行业，科研工作显得十分重要。检验机构中的科研管理是一个综合管理的过程，是各种管理理论基础应用于研究开发过程的一系列管理流程，可借助信息平台对研发过程进行团队建设、流程设计、绩效评价、风险管理、成本管理、项目管理、知识管理等一系列协调活动。

检验事业要发展，就必须提升检验系统整体科研能力；要提升科研能力，就必须实现两个转变。一是转变发展观念，实现从被动检验向主动检验发展模式转变，积极推动技术革新，始终走在受检企业、产品的前头；二是创新工作方式，实现业务型检验机构向科研型检验机构转变，建立"人心向学、人心向研"的组织文化。与此同时，各级检验机构要主动与中检院、高等院校、科技主管部门等联系，综合利用各种资源，提高整个"四品一械"检验技术体系水平。

检验事业的科研管理要做好三个结合：科研与能力结合、科研与实践结合、科研与人才结合。构建科研型检验机构、创新型检验机构是检验事业发展的大势所趋。

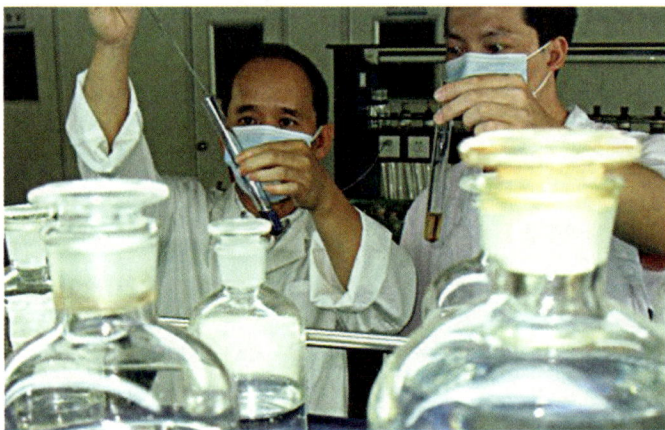

江门市药品检验所着力强化检验技术课题研究工作现场

- **组织管理对检验创新的启发**

如今，中国已经跃居世界第二大经济体。在2020年全面建成小康社会的前提下，医药行业的快速发展和国内食品药品的安全形势是构建创新型检验组织管理体系的良好契机。公众需要检验行业尽快建立与技术力量相适应的先进的组织管理体系，提升管理体系应对公众质疑的承受能力和应急能力，提升政务透明公开，畅通沟通渠道，以技术能力和管理效能共同促进检验中心工作。

　　组织管理、组织结构与组织模型三者之间是有机相连的，在管理上的创新对结构和模型的构建也必然有着重大启发，三者之间唯有互动方可取得良好的组织效果，见下表。

表　组织管理、组织结构、组织模型三者间的关系

组织管理对 组织结构创新 的启发	粘贴缝隙，使组织能够履行"四品一械"在生产、流通、使用等环节的无缝链接，实现全过程的检验，明确权责
	强化基层检验组织业务能力，使检验关口前移，加强基层检验力度
	精简机构，构建反应性快、灵活性强、适应性好的组织架构，必要时引进国外经验，"师夷长技"
	建立有序的行政关系网络，防止人力、物力、财力的浪费，提高创新步骤的紧密联合以及创新效率
	形成灵活多变的管理应对模型，因地制宜，因时而变，巧妙处理检验创新过程中的人事、程序、技术链等水平线上的问题
	抓住事业单位改革契机，把顶尖人才聘用、先进组织模型构建等问题提上日程

　　目前，虽然检验机构在某种程度上已经能够很好地担任常规的"四品一械"质量检验任务。然而，随着历史的发展，时代的进步，环境条件的变化，职能要求的提高，组织完善诉求已迫在眉睫。唯有适应时代、顺应时代才能满足新形势下的检验需求，推动检验事业稳步发展，使检验机构跨入创世纪新时代，成为"百年老店"。

第三节 人才管理——保障检验创新发展

"人"是由一撇一捺组成的稳定结构，缺一不可，虽然看似简单，但是其中隐含的哲理深奥。同样，每个团队、组织、部门的组成中，人也是可以令其稳步发展的主要原因。在检验创新中，各型人才都是至关重要的，而如何能将各路人才拧成一股绳，谁当"撇"冲在一线，谁当"捺"支撑发展，是人力资源管理所必须解决的课题。

1. 创新型检验人才挖掘

2006年1月，全国科学技术大会在京召开，大会再次强调了"加强自主创新、建设创新型国家"的发展战略。提高我国自主科技创新能力，建设创新型国家，关键是人才，特别是创新人才的规模与质量。"人力资源是人类所知道的所有资源中最珍贵的资源，也是组成生产力的多种因素中最为积极、活跃的因素"。根据现代人力资源管理的理论，人不再是被动接受管理的对象，更不是工具，而是具有能动和潜质的资源，可以通过科学管理实现升值和增值。管理的根本出发点是着眼于"人"，其管理归结于人与事的系统优化，对员工的招聘录用、培训晋升、薪酬福利、奖惩考核等工作都从开发人的潜能和激发人的活动出发，将人力资源开发贯穿于人力资源管理的全过程。

• 挖掘"具备扎实的专业背景"的人才

不积跬步无以至千里，不积小流无以成江海，任何一项创新工作都是建立在扎实的专业背景上的，对于科学检验事业来说，更是必不可少的。

千里之行始于足下，只有掌握了专业知识与技能，才能进行对专业领域的开拓与创新。检验具有专业性强、操作技术难、人才要求高等特点，是一项对准确度与精确度有非常高要求的工作。扎实的专业背景既是专业工作顺利开展的保证，同时也是探索与开辟检验创新的基石。

扎实的专业背景，熟练的专业技能。对于任何一项工作来说，专业的知识与技能都是至关重要的。检验机构担负着国家交予的神圣职责，对食品、药品、化妆品与医疗器械的使用安全负责，对相关企业、机构产品的质量进行把关，为查处违规违法的不良厂商及产品提供强有力的证据，是促进我国检验事业发展的中流砥柱。

对专业技能与知识的熟练掌握，包括工作人员岗前在学校、培训机构所学到的理论知识与训练的相关操作，更重要的是在工作中不断的历练与积累的经验。实践出真知，只有将学到的知识真正用到工作中来，才能深入领悟检验的内涵，才能切实理解科学检验事业的精神，才能不断提高自身素质，融入这项伟大的事业中来。

潜能发挥，团队协作。个人潜能的发挥与团队协作是相辅相成，互相促进的。个人潜力的发挥程度，与成员个人的意愿与所处环境有很大的关系。作为创新型检验人才，要想开展检验创新工作，就需要明确有没有进行检验创新的意愿，在检验创新中的"强项"是什么，是否拥有开展检验创新的能力，是否具备进行检验创新的环境等。其中，是否拥有一个强大的支撑团队就是最重要的决定性因素之一，他既决定了开展检验创新的能力大小，也决定了检验创新的环境氛围。团队是由个人组成的，一个优质的检验创新团队势必少不了具有潜力的创新型检验人才。拥有潜能的创新型检验人才可以增加团队的实力，而一个高效运转的团队又可以激励每一位成员发挥潜能创造佳绩。因此，创新型检验人才个人潜能的发挥与团队协助能力同样体现了人才的基本素质，是应该具备的专业背景。

- **挖掘会"汲取现有的创新经验"的人才**

在我国各级检验机构及检验工作从无到有、从简单到复杂、从粗略到精确、从稚嫩到成熟的发展过程中，或多或少都会积累下宝贵的经验，有些是技术创新，有些是管理创新；有些是对原有技能的改良，有些是发明了全新的方案。通过参考过往的种种经验，在工作中秉承"活到老，学到老"的精神，工作一天就学习一天，既保证现有水平与质量，又能不断结合经验对工作积极思考，对于创新检验事业的发展必将带来长足进步。

在创新检验之初，能够充分汲取宝贵经验是最有效的学习之一，能够"站在巨人肩膀上"，以更高的水平和更广阔的视野谋创新、促发展是最具高度的检验创新。通过对现有检验创新经验的学习，可以少走弯路，少犯错误，充分利用有限的时间和资源，对检验工作进行创新。一个合格的、成熟的创新型检验人才，要非常重视对经验的积累、学习与总结，不断深入了解检验创新的本质，精确定位创新需要，重点解决关键问题，做到"一颗子弹打倒一个敌人"，为我国检验事业排除困难，扫清障碍，大力推动检验创新的不断发展与进步。

- **挖掘能"拥有先进的创新理念"的人才**

科学技术发展日新月异的时代在不断召唤人才，召唤那些拥有高技能、高水平的人才，召唤那些拥有高角度、高视野的人才，更召唤那些常更新、常创新的人才。所谓高技能、高水平的人才，就是经历过专业学习与培训的人才，而高角度、高视野的人才，就是拥有丰富经验，看问题十分透彻，眼光十分长远的人才。这两类人才通过精细化、长时间的专业培训以及实际工作中的经验积累与交流，均可做到。然而，我们现在最缺的人才，是那些常更新、常创新的人才。常更新，是指这类高技能人才具备较强的更新自身知识技能的能力，不断保持自身始终与知识和技术更新同行；常创新，则是指这类人才有突破常规、打破传统的特性，积极主动，善于发现创新点，勇于尝试，不怕失败，善于总结经验，最终达到创新的目的。

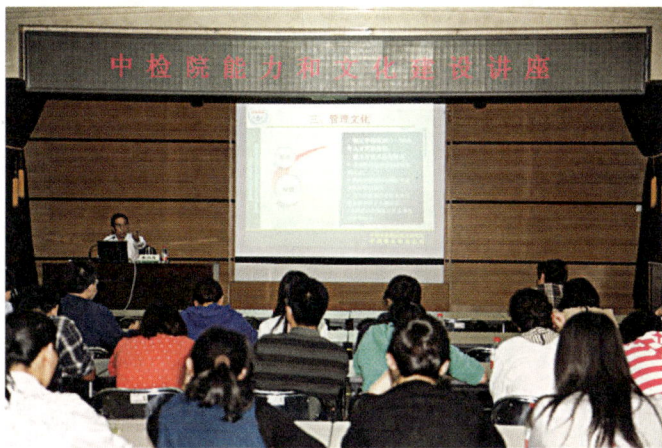

原中检院院长李云龙为员工讲授创新能力和文化建设专题

拥有先进的创新理念，对于创新型检验人才来说是非常难能可贵的，对于检验创新来说也是至关重要的。拥有了先进的创新理念，就拥有了取之不竭的创新资源，就会不断萌生创新思路，发现创新途径，进而不断验证创新的可行性与有效性，推动检验创新事业的不断发展。

2. 创新型人才的温度与厚度

国际竞争，说到底是综合国力的竞争，关键是科学技术的竞争，而科学技术竞争的实质是人才的竞争，如何充分发挥人才优势增加竞争实力，是检验事业发展的关键因素。当今社会经济发展不断加快，生活水平不断提高，人民群众对检验领域的关注不断增加，我们势必要在今后的发展中更加重视对检验创新型人才的管理。让他们发挥其"温度"与"厚度"。所谓"温度"是指创新型人才要有自我运动、自我追寻创新的火热激情与豪情。所谓"厚度"是指创新型人才在创新活动与过程中所具备的涵养修为以及其良好的职业道德品质。拥有这样"双度"的高素质人才队伍，提供精确的检验结果，方能给人民交出一份满意的答卷。在市场化逐步深入到各行各业的同时，我国检验行业也正面临机遇与挑战。国际检验机构在国内的驻足，国内民营检验机构的兴起，对国家检验机构来说，既是一种竞争，也是一种动力。

- **与时俱进——创新型人才的"温度"**

为贯彻国家关于科学培养创新型检验人才的指导方针，实施检验人才国际化战略，提升我国检验创新领域的核心竞争力，必须对现行检验人才管理体系进行优化与创新。在检验创新工作中树立和落实科学发展观，坚持以人为本，全面、协调、可持续的发展观，利用现代人力资源管理理论，充分利用现有人才资源，激发潜能、发挥优势，使我国的检验事业登上新的高峰，为食品药品安全保驾护航。

在人才管理上，必须坚持与时俱进，与经济环境和社会发展同步匹配的原则。区域经济的发展与当地科、教、文、卫发展水平对检验人才管理环境有重要影响。良好的经济发展状况预示着食品药品及医疗器械检验市场广阔、检验机会多、检验要求高、检验人才发展和提升空间大，而科技、教育、文化、卫生等方面的水平则为创新型检验人才的管理提供了强有力的保障，通过给予检验人才队伍的各种保障，如医疗卫生服务、社会保障覆盖、人身安全保障等来确保这支队伍的稳定，推进检验工作与检验事业的发展。

• 薪火相传——创新型人才的"厚度"

人力资源管理对各行各业的经营与发展均起着十分重要的作用，充分证明了"人力资源"是第一资源的科学论断。人才资源开发管理部门要与时俱进，强化自身建设，确保自身系统和谐运行，思想观念和行为措施都应与时代要求相适应，以更加广阔的视野和更高的要求，努力开拓创新，形成与发展相适应的人才观念和创业机制，营造鼓励人们干事业、支持人们搞创新的人才机制和机构氛围，要使更多的人才实现对自身能力的真正体现，提高人力资源管理整体素质，更好地调动和聚集人才的智慧，使之化作推动行业和谐发展的动力，更好地服务社会、服务检验行业。

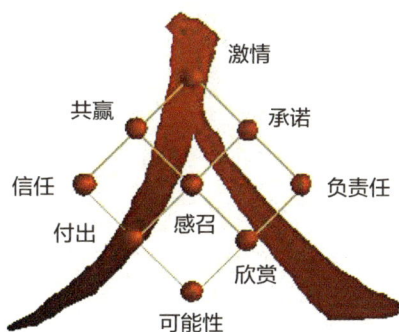

创新型人才的"厚度"

表　传统人事管理与现代人力资源管理的区别

	传统人事管理	现代人力资源管理
管理理念	视"人力"为成本	不但将"人力"作为一种成本，更重要的是将"人力"作为一种资源
管理模式	以"事"为中心的管理模式	以"人"为资源的管理模式
管理性质	是一种单纯的事务型、战术型管理	是一种战略型、策略型的管理
管理作用	无战略作用，在组织中仅仅是一个职能部门	战略作用提升，在管理的范围与视野方面有很大拓展
管理内容	人员的招聘录用、人员调配、职务的升降、考核、奖惩、工资、福利、档案管理和离退休管理	除了传统人事管理内容外，还增加了人力资源的规划、预测、开发、培训和战略需求等
管理地位	人事管理部门处于执行层	人事管理部门处于决策层、运作层
管理方法	管理方法机械、单一，它偏重于比较具体的、技术性的事务管理	管理方法灵活多样，并提倡人性化的管理，它的管理工作是由专职管理干部和各级领导干部及员工互相配合来完成的

3. 打造创新检验的梦之队

顾名思义，创新检验的"梦之队"是一支"攻守兼备"的强大的队伍，可以主动"进攻"当前市场需求，不断发现新的需要新的契机，可以为检验创新不断带来新的活力，同时可以"守住"人才、团队与组织，使得科学检验事业根基更牢固，检验信誉更坚不可摧。

• **打造创新检验的梦之队势在必行**

作为一种最宝贵的战略资源，人才数量和素质关系到检验创新的实施与开展，人才储备关系到检验创新的后劲和潜力；人才的开发使用关系到人力资源的合理利用和优化配置，在创新型检验人才稀缺的时期尤为重要；人才集聚程度如何关系到一个组织与机构的形象和凝聚力、吸引力，是国有检验机构与民营检验机构、国外检验机构竞争的核心。根据著名的帕累托法则，在一个组织中，只有20%的人能够为机构创造效益与利润，而且这些人所创造的价值占全部效益与利润的80%。如果在创新检验队伍中，能够拥有20%的创新型检验人才，势必会使整个创新检验事业发生重大改变，产生重大影响，带来重大进展，因此，打造创新检验的梦之队势在必行！

为了打造具有创新检验能力的梦之队，保留并激励具有不同价值观、处于不同岗位的各类人才，尤其是创新型检验人才，我们要与时俱进，变革传统人力资源管理理念，实现人才发展通道的深刻转变，完善人力资源优化配置功能，把握时机，制订新的人才管理方案，探索激励当代劳动力的管理模式，发挥重要岗位员工的带动作用，营造机构人才开发的良好氛围，结合当代检验工作的特点，兼顾创新检验的需求，打造具有中国特色的、符合我国检验事业发展的创新检验梦之队！

- **打造具有创新精神的检验梦之队**

打造具有创新精神的检验梦之队，坚持"公开选拔、公平竞争"，"以能力为基础、以业绩为导向"，"运用科学的量化指标体系、实行能力与业绩积分制"，"动态管理、能上能下"；打造具有创新精神的检验梦之队，形成多层次、多结构、多方法的管理体系，对人才进行充分评估与考核，使机构内部人才不断涌现，外部有才能的人员能够及时补充，如"源头活水，滚滚而来"；打造具有创新精神的检验梦之队，坚持以人为本，大力建设人才队伍，进行针对性、个性化培养，将人才划分为领导人才、管理人才、专业技术人才、技能人才和辅助人员五大类，实施差别化管理，充分调动各类人才积极性，发挥人才潜力。

建立并完善检验人才准入机制。合理设置检验人才从业标准，选拔具有检验基础与专业背景的人才；选拔具有检验基础技能与经验的检验人才；选拔符合创新型检验人才特点的人才；选拔具有长期发展潜能的检验人才。如何选拔符合不同级别不同机构不同部门的人才，要明确了解我们到底需要什么样的人才，只有这样才能制定出选拔人才的具体要求，找到符合我们期望与要求的创新型检验人才。根据创新型检验人才的特点，检验人才准入的原则应为：扎实的专业背景、较高的学习能力、活跃的创新思维。

建立并完善检验人才培养机制。根据创新型检验的现状与未来发展趋势，制定创新型检验人才的系统培训计划，发掘潜力、提升技能，帮助检验人才向更高层次发展，尤其要注意完善培训体系，对他们的工作效率、工作水平、工作创新能力等无形资源予以重视，建立专门的培训计划，切实落实培训内容，有计划有步骤地提升员工工作技能，适应时代的发展与社会需求。

当前，技能培训常用的方式有：师带徒、工作轮换制、技术攻关、内培外送、体验式培训等。在这些技能培训的基础上，检验体系要以提升员工的创造性为重心，以不断提高员工技术水平和解决操作技术中关键问题的能力为主，针对性地更新培训方式，选择适合检验发展的新技术、新设备、新工艺对员工进行培训。与此同时，组织者要注意到创新能力提升这一过程本身存在的层次性和形式多样性，要让员工感到参加此次培训是一种被肯定，认可的"荣耀"，也要让他们在培训中真正获得一些新知识、新思路、新启发。

链接　　深圳人才培养实现发展与多赢

深圳市药品检验所在人才培养方面，不仅给予专业技术人员专业知识和学历提升的机会，还借助与深港澳和国际的交流合作，为检验工作者提供了学术交流的平台和拓宽视野的机会。同时开展与高校、企业之间的合作，借助高校的基础研究力量，提升日常检验的基础理论水平；同时为企业发展解决实际难题，实现产、学、研三方的联合发展与多赢。

要进行开放式培养，有效利用全球资源，积极吸收人类创造的一切文明成果。同时，要开展在职人员的继续教育，建立终身教育体系。建立并完善检验人才考核机制。绩效考核体系是以员工按照检验机构价值理念要求的行为准则作依据，按照SMART原则（即具体原则、可度量原则，可实现原则，可证明原则，可实施原则），确立机构各级各部门、各个岗位的具体职责要求，效率和效能的具体考核标准及指标。制定创新型检验工作规范，健全灵活、规范的激励机制，利用绩效考核工具定期对检验人才进行全方位综合考核，包括技术能力、创新能力、发展潜能等方面。同时重视物质与精神层面的激励和肯定，使工作量、贡献程度不同的员工待遇有所差别，提高检验人才的工作效率与工作热情，增加员工的归属感与向心力，增强员工的主人翁意识，主动在工作中贡献自己的力量。

链接

维克托·弗鲁姆和M=V × E

维克托·弗鲁姆（Victor H·Vroom），著名心理学家和行为科学家。其对管理思想发展的贡献主要在两个方面：一是深入研究组织中个人的激励和动机，率先提出了形态比较完备的期望理论模式；二是从分析领导者与下属分享决策权的角度出发，将决策方式或领导风格划分为三类五种，设计出了根据主客观条件特别是环境因素，按照一系列基本法则，经过7个层次来确定应当采用何种决策方式的树状结构判断选择模型。

弗鲁姆提出的期望理论的基础是：人之所以能够从事某项工作并达成组织目标，是因为这些工作和组织目标会帮助他们达成自己的目标，满足自己某方面的需要。用公式可以表示为：M=V×E，其中：M—激励力量；V—目标效价；E—期望值。

在绩效薪酬实施过程中，需要有科学的绩效评估体系作为支撑，否则，会影响绩效薪酬的公平性和效果。在建立薪酬管理体系时应考虑以下因素：① 重视人力资本的增值效应。创新型检验人才是检验创新的核心，应该重视他们为检验创新带来的无限前景与不断发展。可以通过分享计划、员工参与等方式，把检验创新工作与创新型检验人才联系在一起，实现机构和人才共同发展、共同进步；② 拉开薪酬差距。薪酬激励是一种最常见的物质激励手段，这种方式比较好控制，变化因素少，较容易实施。有了薪酬差距，员工工作才会有动力，工作效率与积极性才会得到提升。但同时要避免薪酬差距过大造成两极分化，影响团队凝聚力；③ 执行绩效工资制度，充分发挥薪资的激励效应；④ 保证薪酬分配的公平性，留住人才、激励人才，保持机构核心竞争力。

💡 链接　　　　　　　　内部公平与外部公平

薪酬分配的公平包括外部公平和内部公平两种。外部公平是员工所获得的薪酬待遇与其他机构完成类似工作待遇的差异程度，高于行业平均水平的薪酬是机构核心竞争力的一个重要部分，对于提升员工对企业的满意度和忠诚度具有很大的作用。内部公平是员工对于自己付出与收入的比重相对于其他员工比重的合理性。一般而言，员工常常借助于薪酬的高低来确定机构对自己工作绩效的评价和认可度，并由此调整自己的工作状态和行为。

最后，也是最核心的部分，就是要建立、完善并创新检验文化。营造检验工作良好的创新文化，形成"人人想创新、人人能创新"的良好氛围，使每位员工在日常工作中便能不断发现创新、追求创新、推崇创新，"人人都是可塑之才，人人都是创新之才"，倡导人人都能在自己的岗位成为创新型检验人才，鼓励人人都做贡献，人人都为检验创新添砖加瓦，从根源上增加检验人才的创新动力。

美国心理学家勒温（K·Lewen）提出，一个人所能创造的绩效，不仅与他的能力和素质有关，而且与其所处的环境（也就是他的"场")有密切的关系。纵观国内外各大优秀组织，包括检验机构，我们会发现，组织核心竞争力有赖于优秀文化的支撑。优秀的组织之所以优秀，是因为他们独特的富有凝聚力的文化像一块神奇的吸铁石一样，把所有人才吸收进来，聚集在一起，共同发挥他们的聪明才智。

值得一提的是，20世纪20年代著名的霍桑研究也同样佐证了人与团队的关键因素。其最初研究目的是检查不同的照明水平对工人生产率的影响。他们建立了实验组和对照组，实验组被给予不同的照明强度，而对照组保持原有的照明强度。结论是照明强度同生产率没有关系。1927年，哈佛大学的梅奥教授加入研究，经过新的实验，梅奥得出的结论是：群体对个人的行为有巨大的影响；群体工作标准规定了单个工人的产量；在决定产量方面，金钱因素比群体标准、群体情绪和安全感的作用要小。霍桑研究使人们在管理过程当中对人的因素更加重视；霍桑研究的结论提示人力资源管理需充分考虑群体因素，加强沟通和团队协作，营造和谐的企业文化，可以更好地吸纳、维持、开发和激励员工。

在检验创新领域，优秀的文化建设同样至关重要。作为担负国家"四品一械"检验重任的检验队伍，作为承担检验创新重责的检验创新梦之队，必须要凝聚人才，扩大人才队伍，增强检验水平，增加创新能力，适应时代要求。要打造检验创新的梦之队，就必须以团队的共同理念来整合大家的行为，以团队的共同文化来整合大家的思想，以团队的共同作风来凝聚大家的力量，要以"踏石留印、抓铁有痕"的劲头干事业，善始善终、善做善成，高要求、精管理、谋创新，使整个团队拧成一股绳，朝着检验创新的蔚蓝前景奋发前行。

第四节　风险管理——消除检验创新隐患

风险管理（Risk Management），从字面上来解释就是对于可能发生的风险进行管理的过程。实际上，检验创新的风险管理，对于检验机构而言，包含双重含义：一是将在创新过程中可能对组织产生的危害降到最低的管理行为；二是对检验创新中的风险进行预判、评估的管理过程。

依据国外检验行业的一些实践经验来看，对食品、药物、化妆品、保健品和医疗器械检验开展的风险管理是一种创新的、先进的管理方法。长期以来，我国对药品风险管理的实践重点还主要在于对上市后药品不良事件的应对上，然而发达国家早已将风险管理的理念引入药品整个生命周期之中。

由此可见，在检验工作中引入风险管理的概念是顺应时代发展的要求、符合社会大环境的需要。首先，通过风险管理可以使检验机构准确判断被检产品的质量状况；其次，对于风险控制可以有效预知不良事件的发生、不良产品的流通；最后，实施风险管理可以将使用者的危害降至最低可能。防患于未然，这样对于整个检验行业的检验水平、检验质量和科学有效监管都具有重要的意义。

1. 创新的风险排查与识别

检验系统中的风险识别与评估（Risk Assessment）是检验风险管理的根基，是对评估对象所面临的困难、存在的不足和即将造成的影响，以及三者综合作用所带来不良可能性的评估，也就是识别与评估风险可能发生的概率、发生后的严重程度，以及风险的预防及应对措施。

控制与防范食品、药品、化妆品、保健品与医疗器械的风险是检验检测部门亟须解决的重点问题。只有通过有效技术创新和流程优化，包括日常检验检测任务、技术革新、广开渠道等途径，对待检物研究、生产、流通、使用环节的违法行为进行全面分析，掌握动向和规律，科学分析和评估其安全风险，才能找准检验方法与重点环节、有的放矢地进行检验检测。

▶ 案例： **浙江药检院风险管理初见成效**

浙江省药检研究院近年来着力提升技术能力水平，不断加大仪器设备更新、人才引进和素质提升的工作力度，每年安排监督抽验数千批次，开展药品检验方法学验证等检验技术研究。同时，强化药品不良反应监测，建成省、市、县联动的ADR监测体系，定期进行统计分析反馈，充分发挥预警作用。几年内，其在技术领域连续取得多项有重大意义的检测成果。2006年，研究发现"新鱼腥草素钠注射液"质量稳定性极差，引起国家食品药品监督管理总局重视，全国范围暂停使用；2007年，检出国内首个进口假药"天蚕镇痛片"非法添加双氯芬酸盐，国家局发文叫停；2008年，研究发现美国药典所载的"D-氨基葡萄糖硫酸钾盐"含量测定方法存在原理性错误，论文在《中国现代应用药学》发表后，引起业内专家广泛关注。

正是由于浙江所对风险的正确预警，才使得其在多项检验检测成果上出现了新突破。由此可见，做好风险识别与评估对于"四品一械"检验检测的风险管理有着不可代替的积极作用。

"四品一械"检验检测风险管理的关键是提高风险识别与评估能力。其安全问题涉及食药品研制、生产、流通以及使用的各个环节，任何一个环节都可能导致公众用药、食品安全的问题。实现对"四品一械"风险的科学检验，必须以专业的检验水平和科学的检验手段为依托，才能提高风险识别与评估能力。

2. 创新的风险考量与把控

随着我国经济、社会的发展，检验结果的科学性、公正性、准确性在社会上的影响力逐渐增大。与此同时，来自检验机构外部的风险也逐渐成为制约检验机构开展业务的一大重要因素。

- **管理风险——创新的内部阻碍**

检验创新的管理风险指的是在检验的创新管理过程中，因为管理失误、决策偏差、信息不对称等情况的发生而对检验组织造成负面影响的可能性。管理风险体现于管理过程中的每一个细微之处。尤其在检验创新的过程中，管理风险更是体现于与其相关的每一个部门及检验工作者身上。因此，避免、削减管理风险是规避检验创新风险的重要途径。

管理者素质带来的内部风险。从事食品药品检验管理人员所接受的教育和培训程度不同，导致了管理者的责任心和领导力有所差异，进而导致了管理者对创新的重视程度和内涵理解不同，这些都会导致管理风险水平提高。此外，管理者的管理学知识背景参差不齐，很多从技术岗位转到行政岗位的领导欠缺基本的管理学常识，这样无形当中就加大了犯错误的可能性。

组织结构带来的内部风险。检验创新的组织结构是指创新部门内部各级职务职位的权责范围、分工协作关系的整体框架，是创新组织得以正常工作、完成既定目标的体制基础。创新的组织结构制度制约着其内部人力、财力、物力，决定着既定目标的实现。精简高效的组织结构可以简化行政管理中不必要的麻烦，提高检验创新绩效，降低创新管理风险。由此可见，检验创新的组织结构对于检验机构的创新起着至关重要的作用。

组织文化管理带来的内部风险。一个组织要想有向心力和凝聚力，就要有良好的组织文化，实现文化的传承。如果无法形成良好的组织文化，无形中就加大了管理风险。组织文化贵在坚持和传承，并在原有基础上发扬光大，持续发展。

▶ **案例：**　　　　　**广州市药检所营造积极向上组织文化**

近年来，广州市药品检验所以"爱岗、敬业、团结、奉献"为主题，以倡导职业文明为核心，以行业管理规范为标准，不断提高干部职工的思想道德素质和优质服务水平。该所党总支紧密结合其相关具体工作实际，总体规划文化体系构建实施方案，通过党政工团组织从不同的工作角度，针对不同的工作对象，用不同的活动形式，开展各具特色的药检文化构建活动，激发干部职工团结、积极向上的精神，加强诚信建设，树立服务监管的大局意识，努力营造和谐共荣的良好工作氛围与积极向上的组织文化。

管理过程带来的内部风险。管理过程一般有计划、组织、领导和控制等四个要素，直接影响检验技术创新的成败。计划不当将使检验创新失去方向；组织不当将使检验创新失去根基；领导不当将使检验创新失去人心；控制不当将使检验创新失去动力。若计划、组织、领导、控制四大职能无法形成有机互动，创新的管理风险将明显加大。

• **检验创新管理风险的消减对策**

提高管理者素质。首先要加强领导的个人素质，增长知识、开阔视野，通过开展各项培训提升领导班子的沟通协作能力，培养检验创新的意识和能力，提升管理效率。加大领导干部队伍的教育培养，不断提高领导干部的思想政治素质和领导能力。以政治修养、领导科学、领导艺术、创新思维、经济形势分析为重点内容，以提高执政能力和执政水平为目标，深入开展各层级领导干部培训。与此同时，要开发管理层，使管理人员敢创新、想创新、会创新，以此来应对检验创新的管理风险。

改良创新组织架构。通过提高检验创新组织的反应性与灵活性，利用多渠道整合社会资源，增强组织构建创新力的能力。通过创新组织的内部外部互动，建立健全检验创新的长效机制，使检验创新的组织架构真正能够为创新所用，规避管理风险。与此同时，需要加强检验研究机构的建设，并要求其余检验部门形成良性互动机制，为检验创新提供强有力的技术保障。

倡导创新的组织文化。科学检验精神，是在我国食品药品检验系统长期实践中积累、传承、发展和浓缩而成的一种理念和精神。为民、求是、严谨、创新的科学检验精神应时刻牢记于每个检验系统员工的心里。好的精神要形成好的文化，好的文化贵在坚持和传承。"众人拾柴火焰高"，唯有组织形成向心力、凝聚力才能更好地规避风险。在检验机构各部门内与部门间也应当形成良好、和谐的工作氛围，保证机构内部的人员齐心、协力。

优化创新管理过程。尊重检验创新管理的科学性，设立正确的创新目标，最大限度地利用现有条件制定科学合理的计划，其中包括对风险的预测及建立相应的风险防范规避机制；同时，管理过程要以计划为依据，以组织为依托，以领导为重点，以控制为抓手，充分挖掘社会各界的资源，使现有资源的效用发挥到最大。

- **财务风险——创新的资金供给**

检验创新的财务风险是指检验机构在进行检验创新过程中，由于财务结构不合理、资金统筹与分配不当等原因使得检验创新无法达到预期效果的可能性。也就是我们俗称的"钱没有用在刀刃上"。财务风险是财务管理过程中不可避免的问题，无论是企业、事业单位还是政府部门，财务风险管控都是必须认真面对的问题。与管理风险不同，管理者只能采取有效的措施来减低或抵消一部分的财务风险，而不可能将其完全规避。

检验创新的财务风险的来源。① 内部财务关系不明。检验创新组织与其内部各部门之间及检验创新组织与上级检验单位之间，在资金管理及使用、利益分配等方面存在权责不明、管理不力的现象，造成资金使用效率低下，资金流失严重，资金的安全性、完整性无法得到保证。无法保障资金的安全性就意味着检验创新的根基不稳，直接导致检验创新的成果无法实现，无法获得预期收益。

② 资金统筹与分配不合理。检验创新机构各部门间对于资金的分配决定着各部门在创新机制中的重要程度，也决定着检验创新是否能够按照既定目标完成任务。因此，各部门就会为了一些眼前利益来争夺资金，这对于财务管理者来讲是一件十分头痛的事情。如果资金分配不合理，势必会影响人员工作积极性，使创新工作无法继续开展，进而加重财务风险。

③ 财务决策失误。财务决策决定着资金的去向，一旦资金在花出去的过程中出了问题，都会造成整个检验创新项目的失败。而决策通常是一个不可逆的行为，如果资金投向了不合理的创新项目或者是在项目管理过程中没有做到严格的财务监管，就会加大财务风险。

检验创新财务风险的消减对策。① 科学地进行检验创新投资决策。做好资金流出的"守门人"，决定资金的流向。在确定检验创新项目立项时，应经过检验机构内部考量和外部咨询，保证支持检验创新项目资金的流向是合理的、可控制的。

② 建立检验创新短期财务预警系统。检验创新组织内的财务部门应时刻提高警惕，对相应机构进行定期或不定期的财务审核，一旦发现有资产流失，应启动预警系统，对造成损失的原因进行彻查和清算。与此同时，在项目运作过程中，一定要进行中期考核和严格的监督把控，如若发现项目运作不合理，应当及时纠正并提供指导。财务部门应当建立起良好的反馈机制，对于账目不明的项目，立即启动向上和向下的双向反馈机制，保障资产不会流失。

③ 建立严格的检验创新财务审批制度。以制度作为保障，建立针对检验创新专项资金的财务审批制度，以此来有效控制检验创新项目的现金流量预算，约束检验创新项目的执行。成立财务审批委员会，建立健全完善的审批流程，以此来做好检验创新的"守门人"。对于创新工程的每一项支出都要查清、查明，担当起财务监督的工作。

- **安全风险——检验的红线守望**

确保检验安全是检验部门创新的永恒主题。质量标准是不可跨越的红线。检验工作必须以科学、独立、公正、权威为原则，显示检验检测工作者的职业专注与冷静。检验创新的安全风险指的是检验的创新管理过程中，由于某些不确定的、有害的外部因素（有些甚至是不可避免的），对检验机构造成的负面影响。

检验创新的安全风险来源。 ① 来自于检验的安全风险。检验行业本来就是"高危"行业，它与国民健康息息相关，一旦出现纰漏，后果将不堪设想。检验的安全风险来自于检验本身，安全是检验检测的永恒主题。

② 来自于创新的安全风险。对于"高危"行业而言，创新更是如履薄冰。创新本身是一个从无到有的过程，在这个过程中最缺乏的就是实

践对创新的检验。因此，创新的安全风险更高。

③ 样品实物质量风险。样品实物质量风险指的是药品、医疗器械在生产和经营过程中所产生的潜在不足或风险。这些风险主要来自检验机构对样品抽取的过程。

④ 检验活动质量风险。检验活动的质量风险主要是由于检验过程中，比如样品抽取、检验方法、分析手段等缺陷而引起的安全风险。

检验创新中安全风险的管理。检验创新安全风险管理是通过识别检验创新活动中存在的危险因素，运用定性或定量的统计分析方法确定其风险严重程度，进而确定检验机构对风险控制的优先顺序和风险控制措施，以改善检验创新的内外部环境，达到既定目标而采取的一系列措施的过程。实际上，来自于检验和创新的安全风险是世界上任何国家的检验机构都要面临的问题，管理能够做的是预知、评价和降低风险。而对于实物质量风险和检验活动质量风险是可以通过改进抽样方法和仪器精密程度来尽力避免的。

• **市场风险——创新的竞争危机**

检验创新的市场风险是指创新后（未来市场）价格的不确定性对检验机构实现其既定目标的不利影响。改革开放以后，我国建立起社会主义市场经济体制，对于检验行业而言，所面临的市场风险也随之而来。

检验创新的市场风险来源。市场为检验机构的技术创新提供动力同时也带来压力，市场需求是促使检验创新活动的主要拉动力。瞄准市场需求，掌握并提供市场中需要的产品和检验检测技术服务，抢占市场先机，努力将"检验创新"的成果市场化、商品化，促进科技成果的有效转化，避免科研成果鉴定后就躺进档案室、走进故纸堆的悲剧，切实解决检验机构的科研成果与经济发展和社会需求"两张皮"这一"老大难"

问题。

① 技术盈利所带来的市场风险：检验创新技术实际上会给检验机构带来一定的收益，也会降低一定的成本。技术盈利与公益性之间有一个平衡点，把握平衡点、既有一定收益，又能保持检验机构的公益性，这就是检验创新技术盈利带来的市场风险。

② 技术成果推广的市场风险：在检验创新的技术成果推广过程中，在各项法律法规的制约之下，如何规范管理，如何依照现行的法律法规来对待检验技术成果与市场之间的矛盾，是一个重要问题。

③ 技术成果转化的市场风险：成果转化是一个漫长的过程，在这个过程中，会遇到各种各样的问题与麻烦，也就造成了市场风险。技术能否转化？转化后能否为民所用？是制约检验成果转化的两大问题。

检验创新的市场风险管理。检验创新的市场管理指检验机构通过对市场研究与分析，对检验创新成果转化与推广过程中受到市场机制调节所引发的风险进行合理规避的管理手段。对于市场风险，是可以通过深入细致的调查来减低的，这就要求检验创新的管理人员不仅要有技术眼光，还要有市场眼光来规避市场风险。

- 社会风险——检验的外部影响

检验创新的社会风险是指在科学检验创新的过程中，由于某些社会因素，如利益冲突、经济政策等对检验机构产生负面影响的可能性。

检验创新的社会风险来源。① 廉洁风险：由于药品与医疗器械检验工作者处于检验行业的中心位置，往往在平时的检验工作当中会受到一些利益相关人员或单位的干扰，受到某些经济或其他利益的诱惑，从而做出有损检验公平性、公正性的行为。

②"自媒体"时代带给创新的社会风险："自媒体"时代已经悄然到

来，在这个人人都有评论和监督权利的时代，一旦受检单位或个人对检验机构有所不满，可能在微博、微信等自媒体上发布，由此对检验组织造成不良的社会影响。因此，如今的检验机构不仅要学技术、学管理，还要学习公共关系相关学科的知识，增加与媒体打交道的经验，这对于检验创新来说既是机遇又是挑战。

检验创新的社会风险管理。检验创新的社会风险管理指的是在面对一些不可控制的社会因素时，检验机构采取各种措施来规避社会风险、降低负面影响的管理过程。加强检验机构党风廉政建设，严惩严打贪污腐败行为，利用标杆作用树典型，解决廉洁问题。对于"自媒体"时代的到来，检验行业应当抓住这个机遇，发展自身、迎接挑战。"人人都是监督者"对于检验机构来说是一个好事，检验机构应当抓住这个机遇，完善政务公开，建立检验透明机制，健全检验结果发布机制，使检验工作能够得到社会的支持与认可，形成良好的口碑效应。

💡 链接　　　　　　安徽大力规避廉政风险塑造新风

对于如何规避廉政风险，2012年安徽省药检系统紧密结合药检工作实际，突出特色、循序渐进、注重实效，全力推进廉政文化示范点创建工作。安排活动场所，把廉政氛围造浓。在该所宣传橱窗里腾出一定的版面，设置廉政文化宣传栏和党务政务公开栏；在检测楼、实验楼一楼大厅和电梯里，张挂廉政公益广告；在电子大屏幕上定期滚动播出廉政理念标语；在所图书室、阅览室和电化教育室，设立"廉政书架"、"廉政教育影视角"等；同时设立党员活动室和党风廉政宣传教育室，有关规章制度张挂上墙。借助现有阵地，在全所营造"人人崇廉，个个敬廉"的浓郁氛围，打造"以贪为耻，以廉为荣"的良好环境，构建"向真向善、向美向上"的廉政文化基础。

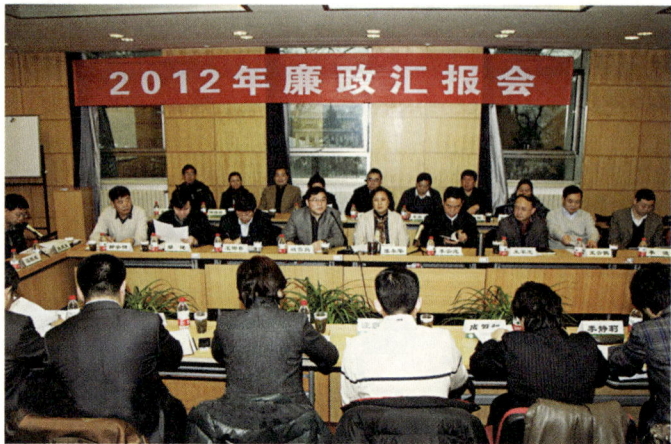

中国食品药品检定研
究院多年来注重廉政
风险防控

- **技术风险——创新的核心难题**

检验创新的技术风险指将检验创新的成果进行应用或转化后所导致不良后果、引起负面影响的可能性。历史上任何一种创新的技术都无法避免地要面对技术风险问题。"实践是检验真理的唯一标准"，而技术创新恰恰就需要得到实践的检验。

检验创新技术风险的来源。① 技术开发风险：任何一项新的技术最终都要接受实践的考量，检验技术也不例外。要开发新技术就要有承担风险的心理准备，尤其是对差错"零容忍"的检验行业。检验创新技术的源头就是开发、研发，而技术风险也恰恰是伴随开发开始的。

② 设备/员工风险：设备的安全正常运行与准确及时的校对是检验创新的基本条件。先进的设备可以对检验创新起到促进作用。检验设备的精密程度很大程度上决定着检验检测的工作能否安全顺利开展。而检验工作者对于检验标准的理解、检验工作者的责任心与检验能力水平是检验创新的人才基础。

③ 技术的环境风险：创新检验技术的环境风险分为内部环境风险和

外部环境风险，如何统筹兼顾内外部的环境风险成为检验技术创新的一大难题。内部风险往往来源于检验系统的内部政策环境、人才遴选、仪器设施等。外部风险往往来源于社会、政府、企业、民众对于检验行业的期望，对于检验行业的不理解和有失偏颇的看法等。

检验创新技术风险的消减对策。① 重视技术咨询论证：在确立创新项目审批前，应成立专家咨询团队对技术创新的可行性进行全面正确的分析。明确利弊后方可进行检验创新项目的审批。对于"达标"的创新项目，评审委员会予以通过和资金扶持并全程对创新工程进行全程监督；对于"不达标"的创新项目，委员会对其进行纠正、修改，"达标"后方可资助，如果无法达标，不予资助和扶持。

② 选取合适的创新项目：技术创新一定要顺应时代发展，与当前的大环境、大背景相结合。以需求为导向，选取合适的、合理的项目，构建"人心向新"的项目选取理念，打造符合时代背景的创新项目管理团队，做好检验创新的"守门人"。

③ 建立健全有关技术创新的控制系统：既然鼓励检验创新，就要在制度上鼓励创新。当前检验系统内并没有一个对于技术创新良好的控制系统，以加强对技术资产的监督治理。这个控制系统包括对于新技术研发、应用、评估的全方位监管。与此同时，要建立与之相适应的绩效考核评价机制，加强对绩效的考核与评价。

④ 制定技术风险预案：面对突如其来的危机，做好预案是很重要的。这就要求检验工作者、管理人员、风险管理人员对预案作出深刻的理解、积极的贯彻。对于风险准确的判断与评估，对于危机的削减与规避都需要完善的风险预案和风险管理措施或制度。

⑤ 检验标准的理解：检验执行的标准可以是国家标准、行业标准或

注册产品标准。由于检验工作者对于检验标准的理解有偏差，或者员工自身对检验理念理解不够透彻导致检验方法的选择或数据处理与检验标准出现一定的不吻合，导致检验技术风险的产生。

⑥ 技术风险的定期巡查上报：检验机构可成立专门的技术风险巡查小组，当巡查到风险隐患时立即对其作出评估与上报，并制定相应的后期处理方案。巡查组制定出方案后应下达给各检验部门和检验工作者，指导解决其在工作当中可能遇到的风险。检验部门也应当及时反馈信息，形成良好的互动机制，确保风险管理者与基层员工之间有一个良性的循环，保证检验结果的科学、公正。

3. 创新风险的规避与转化

如果说创新是检验精神的灵魂，那么风险管理就可以说是灵魂的守卫者。在检验机构惩防体系建设中，运用项目化管理理论开展廉政风险防控管理，将此作为常态化工作标准化管理，这是一种化险为夷的法门。特别是针对当前廉政风险防控管理中存在的落实风险防控措施的具体方法和持久性、业务工作与廉政监督工作关系平衡协调等难点盲点，这与消防灭火颇有异曲同工之妙。因此，找到了较好的风险化解办法，取得了新的安全境界，具有一定的借鉴和推广价值。我国检验系统在药品快检车研发、快检快筛领域取得的自主创新和世界领先技术成果，举世瞩目。这也可以归类为一种快速化险为机的方法手段。只有快速地分辨产品的安全性隐患，对于及早介入，及时处治问题产品，甚至危险产品具有十分重要的时效价值。2009年、2011年，中检院分别在广州、杭州承办了第一届、第二届国际药品快速技术研讨会。世界卫生组织国际药品打假行动计划（IMPACT）技术小组、亚太经合组织（APEC），美国、俄罗斯、英国、泰国等许多国家及组织对我国快检技术的发展给予了充分的肯定。美国、泰国FDA先后派出人员到中检院及有关省（市）、市（州）检验机构开展多层面的药品快检技术交流。

- **检验创新成果的转化**

以检验创新成果作引擎，科学延伸其应用领域，实现技术移转、知识扩散、提升技术能力，提高检验创新成果的社会效益。

我国药检系统快检技术的研发，就是检验创新成果直接转化，服务监管、服务社会的最好例证。在中检院的示范引领下，中检院自主研发我国第一代、第二代药品快检车，全系统快检技术的开发研究和推广应用得到长

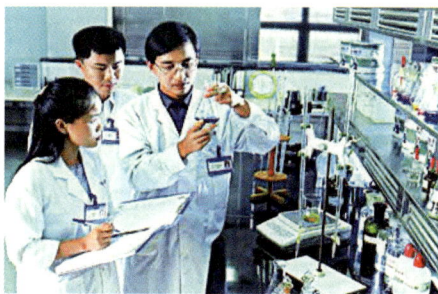

检验工作者正在做实验

足发展。例如北京市药品检验所研制了药品快检笔，并有两项打假技术获得国家发明专利，为该所研制的药品快检箱添置了"新武器"，目前，该所已获得打假相关的国家发明专利5项，另有多项在申报中。广东省药品检验所自主研发的药品、保健食品、化妆品等健康产品中非法添加化学成分快速筛查技术已出版专著并获得专利14项，产品化14个，开发并完成30种快筛试剂盒产品化，引起了美国FDA、USP等国际同行的关注与好评，在亚运会、大运会及各监督专项打击及查处大案要案中，快筛快检技术快速锁定，让"李鬼"之流无所遁形，将化险为夷升级为化险为机，已成为有效服务监管、打击违法犯罪的有力手段。

目前，中检院正在努力推进国家药品快检数据库网络平台建设。快检和快筛技术的推广应用，使技术监管作为提高行政监管能力的手段，

突破了以往看现场、做处罚、录笔录的行政执法传统模式，在药品、保健食品、化妆品行政监管中，借助快速检验和快速筛查技术，达到了对真伪产品的初步判断，避免了以往广泛抽样的模式，大大节约了行政执法的资源和成本，提高了监管效能，为推进日常监管保驾护航。

第五节　激励管理——激发检验创新潜能

当前，食品、药品、化妆品、保健品、医疗器械等检验机构的日常工作主要是依照国家制定的相应标准进行重复性相对较强的技能型劳动，而能够真正体现创新能力、技术含量和服务水平的检验委托、科研协议等所占比例并不高。当前检验工作存在着组织结构不合理、检验资源利用不足、检验效率相对低下、检验绩效缺乏合理评估、检验工作缺乏激励机制等弊端，尤其是激励与评价机制，更是检验系统的短板。

有调查显示，接近47%的检验机构工作人员认为目前工作努力程度对收入及晋级晋职影响不大。这说明激励机制的牵引作用、绩效评价的督促作用很有限。该项调查还显示，超过半数被调查者认为奖金、职称晋升、深造机会、升职是很有效的奖励措施，其中发放奖金的有效率高达72.94%。根据需求层次理论，检验系统职工现阶段的主要需求层次仍处于低层水平。由此可见，如何科学评估检验工作者的工作绩效，有效提升检验效率，改善服务水平，建立激励机制，增强市场竞争力，是当前检验部门迫切需要解决的问题。

1. 凝聚正能量——创新的变革与维护

美国的一位心理学家认为："一切内心要争取的条件、希望、愿望、动力等可构成对人的激励。"激励是一个管理学概念，就是组织通过设计适当的外部奖酬形式和工作环境，以一定的行为规范和惩罚性措施，借助信息沟通等来激发、引导、保持和归化组织成员的行为，以有效地实现组织及其成员目标的系统活动。对现代组织而言，在人才竞争日益激烈的今天，有效的激励已经成为留住创新型人才的法宝，而创新型人才的高度满意状态也是组织进行激励的目的。激励的最终目的是在实现组织预期目标的同时，也能让组织成员实现其个人目标，即达到组织目标和员工个人目标在客观上的统一，检验创新的激励旨在将个人的主观能动性与组织的创新要求相结合。

💡 **链接**　　　　　　　**激励机制建立的理论基础**

　　检验创新的激励机制有可靠的理论基础，其中美国心理学家亚伯拉罕·马斯洛的需要层次理论（Hierarchy of Needs Theory）和弗雷德里克·赫兹伯格的双因素理论（Motivation-Hygiene Theory）都是典型代表。我们认为，检验创新的激励机制必须遵循以下原则。

目标结合原则	设定创新激励方向和目标，目标应兼顾组织和个人的需求
物质和精神激励相结合的原则	需要同时并进，共同发挥作用
引导性原则	外在的激励措施能不能达到预期的效果，不仅取决于激励措施本身，还取决于被激励者对激励措施的认识和接受程度。因此，应就组织的创新目标和要求对成员进行指导，通过激励将个体成员的积极性集中体现到组织目标上来，实现个体与集体的协调发展
合理性原则	包含公平、适度与有效三个维度，可以分别赋予相应内涵，再逐一完善
明确性原则	包含明确、公开与直观三层含义
时效性原则	激励必须做到及时、适当和效能最大化，过了时效，激励的效能就会衰减
正激励与负激励相结合的原则	既要对正向的成就进行激励，也要对负向的结果进行反馈，以便认清形势，起到激励与督促双重效果
按需激励原则	管理者需要深入地进行调查研究，不断了解成员需要层次和需要结构的变化及趋势，有针对性地采取激励措施，才能收到实效

检验创新的激励机制应该根据激励方式的变化而变化。分别建立薪酬机制、奖酬机制、精神机制、成就机制、职称机制、培训机制、福利机制等激励手段，给予恰到好处的激励。而从激励机制关注的不同层次和维度来看，检验创新的激励机制可以分为个人激励机制、团队激励机制、市场激励机制和社会激励机制四类。

● **个人激励机制与团队激励机制**

针对检验创新的激励对象，检验创新的激励机制目前分为个人激励机制和团队激励机制两类。传统的激励理论主要是针对个人，以个人为研究对象，要求在组织制度的指导下，根据对象的不同需要而运用不同的激励方法，来满足人们各自的需要，从而最大限度地激发员工的积极性、主动性，以实现组织的目标。团队激励方式最早出现是在1938年，是以团体整体作为对象来进行激励的一种激励方式，目的是通过合作来实现组织的目标。团队可以是由工作者和管理层组成的一个共同体，该共同体合理利用每一个成员的知识和技能协同工作，解决问题，达到共同的目标。

比较团队激励与个人激励，其最大区别在于视角层次的不同。个人激励关注个人需求与产生动机的心理过程，团队激励更关注团队组织的整体性与协作性。相较之下个人激励有利于竞争，有利于个体创造性的发挥；团队激励有利于合作，当需要解决复杂问题时，能从团队的共同努力中萃取出高于个人智力的团队智力，形成创造性团队。特别是当信息分散于个人和组织成员之中时，这时团队激励能激发个体之间由于合作而带来的知识的交流和共享，这是团队创新的源泉。但是需要注意的是个人激励与团队激励并不矛盾而是相辅相成互为补充的，在任务关联度高、工作绩效不可分、集体主义的团队文化、高素质的劳动者、组织处于成长阶段和老化阶段这些条件部分或全部满足的情况下，团队激励是较有效率的选择；反之，则选择个人激励。只有根据组织的实际情况恰当选择、配搭这两种激励方式，才能实现团队的绩效最大化。

▶ **案例**　　　　　　　　**江西药检机构人才管理机制**

江西省药检机构为提升内部检验工作者积极性，改革人事分配制度，以人为本，以人事和分配制度改革为动力，建立健全竞争和激励机制，初步形成了适应事业发展的选人用人和分配机制。

为规范岗位设置管理，该所通过职工本人申请、岗位聘用工作组资格审查、聘用委员会考核评议和所党政联席会议研究决定、公示评议结果和拟聘人员名单、上报省局和省人事厅核准备案等严格的程序，历经半年时间圆满完成了岗位聘用管理工作。同时建立绩效激励机制，奖金分配以工作量完成的硬指标确定，考勤、考绩、考质、考量综合评定，打破平均主义，奖金分配向实验室和科研第一线人员倾斜，拉开分配档次，做到奖优罚劣，促进了食品检验工作者效率和水平的提高。

- **市场激励机制与社会激励机制**

市场激励与社会激励是从激励的维度来区分的。技术创新市场激励机制是技术创新主体通过市场机制实现其技术创新利己目标的一种制度安排。而社会激励是指一定社会系统为引导其成员的价值观念、行为指向和行为方式，以利益关系为主线，按一定的标准和程序将社会资源分配给社会成员或社会群体，满足他们的需要，以实现他们所认同的社会目标的过程。从两者来看都是从受激励者的内在需求出发的，针对不同需求以激励主题运用市场和社会这两个维度制定激励计划安排。

市场激励分类与社会激励理论基础

　　市场激励机制在检验领域乃至国家的整个技术创新激励制度中处于主体地位。市场激励具有两种形式。在市场经济条件下，技术来源主要通过两个渠道：一是通过等价交换原则从外部的技术市场以购买手段获得；二是通过内部科研机构的科研手段获得。由于存在着两种不同的技术获得渠道，所以就相应地产生两种不同的技术创新市场激励的形式。上述两种市场激励形式虽然在形式上有所区别，但在本质上是一致的。市场激励机制从物质利益、控制权和声誉等多个方面对组织及成员产生激励，效果明显，但需要适度管制。

　　社会激励有利于激发和强化社会个体成员的社会化行为，正确而有效的社会激励对于调动人的积极性，不断地提高自身素质和工作绩效，出色地去实现群体和社会既定的目标（其中当然包含个人目标）具有十分重要的作用。社会激励有利于激发和强化微观组织的积极行为，引导和激发微观组织去适应其他组织、特别是适应社会主流环境，使组织朝向社会所期望的目标健康发展。社会激励是促进社会系统有效运行和全面进步的强大杠杆，社会系统通过经济的、政治的、文化的激励机制，在全社会树立起共同理想和精神支柱，形成强大的精神动力和社会凝聚力，从而最大限度地激发每一个社会成员以及社会组织的潜能，变消极行为为积极行为，保持社会运行的活力、有效性和高效率。

2. 合纵连横——创新绩效评价的深度与广度

　　在构建"创新型"检验组织的过程中，我们要将创新推进深入，落在实处，就需要一整套与之相适应和配套的评价体系。在"四品一械"

检验领域中，各个方面的创新评价机制更是不可或缺。通过落实创新绩效评价体系，会使组织加强技术创新的积极性、主动性显著提升，在新技术的研发、标准制定和巩固行业地位等方面具有显著地位。并且可以通过掌握和更新行业的核心技术，持续引领检验行业的科研、技术发展方向，为监管提供更加可靠的依据。

- **何为绩效**

"绩效"又称"生产力"、"业绩"、"作为"等，是指行为主体的工作和活动所取得的成就或产生的积极效果。绩效主要是经济、效率和效益三种关系，涉及成本、投入、产出和效果四个方面。

检验创新的绩效，简言之是指创新的成果。具体是指在检验理念、检验管理、检验设备、检验技术以及检验制度等方面所做出的创新成果。具体评价体系的建立便基于这些结果作为评价对象，形成一套完整体系，不断丰富这些成果及其评价内容，并反作用于创新行为本身，形成一个良性循环。

- **何为绩效评价**

评价，即考核，是指根据特定目的，在一定范围，按照规定的内容和标准，采取适当的方法和程序，有组织地对人员的素质和表现做出客观考察，并以此作为评价、奖惩、任用、晋升等重要依据。

检验创新的绩效评价，是指对检验创新的成果和效果的确认过程，通过这个过程，对照一定的标准，按照一定的程序，通过定性定量的对比，对一定时期内管理效益和业绩作出相对客观和公正的综合评价。通过绩效评价，可以让管理者和被管理者知晓检验创新的绩效状态，促使不断提高绩效水平。

▶ 案例： 广东省药检所公务员绩效管理制度

广东省药检所自2003年11月开始依照国家公务员管理，2008年参照公务员管理。该所立足于自身业务特点和发展状况，进一步将绩效管理的目标体系细化为效益指标体系、行为指标体系、创新指标体系及价值观指标体系。通过各级管理者和职工共同参与绩效计划制定、绩效辅导沟通、绩效考核评价、绩效结果应用、绩效目标提升等持续循环过程，从而达到提升个人、部门和组织的绩效。

在"为民、求实、严谨、创新"的科学检验精神指引下，广东省药检所采用绩效管理模式，通过分类式转型形成合作检验，实现标准型检验与研究型检验和谐发展；通过精细化管理发展精益检验，实现"规范、高效、低耗"的发展目标；通过新技术驱动铸就创新检验，实现"创新、设计、优化"的发展模式；通过价值观引导塑造人文药检，实现"生命至上、技泽天下"的核心价值理念，为建构一个理想的、自然的、科学的药检新秩序做出了大胆尝试。

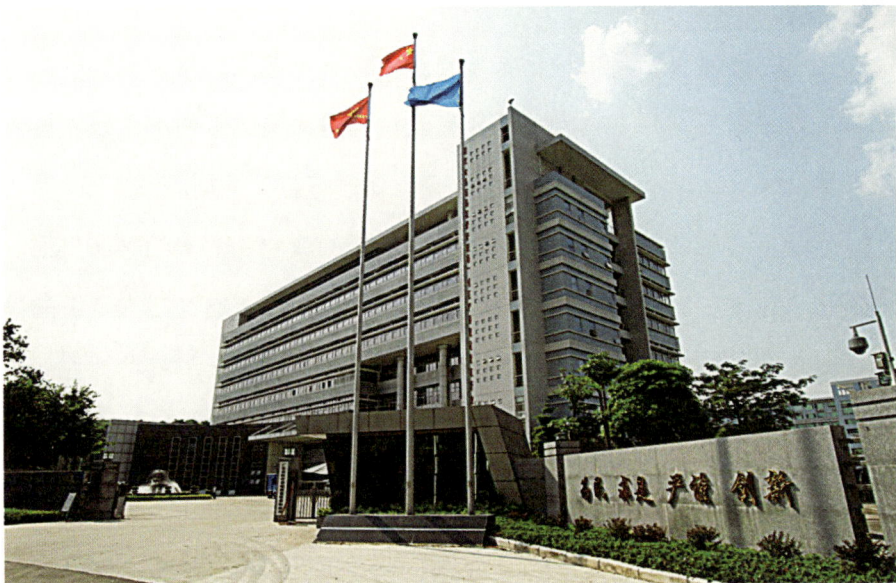

广东省医疗器械质量监督检验所综合实验大楼

广东省医疗器械质量监督检验所通过不断创新发展，面貌焕然一新，综合检验实力走在全国前列。完善的绩效评价制度能够使检验工作者本着公正、客观、科学、规范的原则去完成检验工作，保证检验结果的准确性和可靠性，同时也是对检验工作者的监督与激励。

- **高屋建瓴——理念创新的评价方法**

检验创新的绩效评价方法是管理者用于度量检验创新工作者在检验工作各方面所作出的创新成果的工具。目前存在的绩效评价方法体系庞大，有数十种之多，在长时间的发展过程中已比较完善。为检验创新的绩效评价提供了坚实的理论指导及操作指南。本节将分别从适用于不同的检验创新成果（检验理念创新、检验管理创新成果、检验设备创新成果、检验技术创新成果、检验制度创新成果）来介绍与之相适应的绩效评价方法。

检验创新理念是从战略高度引领指导着整个检验工作的开展，创新检验理念的提出能更好地统领、规划、调节、完善作用原有的工作。借助于企业管理的五大内容，检验理念的创新可以表现在提出高水平的道德标准、循证决策、环境作用力、按业绩评判个人、对竞争的紧迫感五大内容。理论上可以运用标杆法、比较法对新的管理理念进行评价考核。在实际操作过程中，常用标杆法作为检验理念创新的评价方法。

💡 **链接**　　　　　　　　**标杆分析法与比较法**

① 标杆分析法

所谓标杆分析法，简言之就是参照物对比法。找出分析项目的适宜参照物，然后将分析项目与之相比较，从而得出结论。标杆分析法是以传统经典标杆检验理念为标杆，明确检验理念大方向，将创新的检验理念与之相较得出新理念的优劣。

标杆分析法的执行步骤:

确定标杆分析的具体项目。明确指明新的检验理念是对检验工作的哪些方面进行指导。

选择与之相适应的标杆。明确要进行标杆分析的具体方向后,就要选择与之相适应的具体的"标杆"——比较对象。可以选择国内检验部门现有的较为成熟、运用较为普遍的检验理念,也可以根据创新所提出的个别创新点寻找与之相似的一些国内外先进的检验理念作为标杆对象。

收集统计分析数据。可以从检验理念的五大内容收集相关的数据或资料。分析数据和资料时必须建立在充分了解当前检验机构的实际状况以及标杆状况的基础之上,数据资料应当主要是针对理念控制协调检验工作过程和活动,而不仅仅是针对检验工作的结果而言。

确定执行或改进方案。分析创新理念与标杆理念的差别之后,可以进一步改善创新理念,发扬明确创新理念的闪光点,改进创新理念的不足之处,并结合检验部门的实际情况进行可行性、实效性、经济性等方面的分析矫正,将新理念融合到检验工作中。

实施方案并跟踪结果。通过与标杆的持续比较,检验创新理念的可持续发展性,最终确定创新理念的存在意义。

标杆分析法的应用关键在于标杆的选择以及标杆分析的指标值。标杆的选择既可以选择竞争对手作为标杆,也可以选择一流部门为标杆,可以参考国外一些较为成熟先进的理念建立相应的赶超目标。另外还可以建立跨行业的标杆,比对其他行业的理念是如何很好统领协调其机构组织的。标杆分析的指标值在评价检验理念时就可参考理念的五大内容确定相应的指标值。

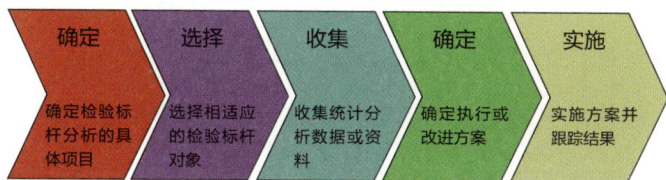

标杆分析法流程图

这里只是针对检验理念创新评价介绍的标杆分析法，这个方法也可以适用于评价检验创新的其他方面，只要循着标杆分析法的流程图，确定好标杆分析的具体项目，选好参照物，选择标杆对象，进行相应的数据或资料的分析比较，找出优劣，扬长避短，确定执行方案，最终实施方案并及时跟踪反馈，便可实现预期设想。

此法的优点是有明确依据可循，操作简单直观。但要注意不同时期不同情况下标杆的选择，也要根据情景不同而随之改变。

② 比较法

相比于标杆分析法，比较法是通过新旧对比分析，即将新的检验理念与旧理念先后比较，符合检验原则与目标者，绩效更佳。每个检验部门都有自己的发展方式，不同功能的检验部门或者功能相似的检验部门因为人力资源、物质资源等的不同而各有特色，一个新的检验理念的提出多是工作人员根据现有的状况制定，希望改进现状或者是想进一步发展检验工作，所以通过对新理念与旧理念进行比较分析，综合讨论新理念的作用或者可以吸收新理念的优越之处，更好地协调统筹检验工作的开展。

▶ 案例　　　　　　安徽省药检所标杆分析法应用成果

在"十一五"大潮流的推动下，安徽省药检所为加快改进其发展，充分利用了标杆分析法来评价其在新理念指导下的绩效，多次参加国家权威机构组织的能力验证和实验室间比对活动，以及通过和国内走在检验发展前端的检验所进行全方位的综合对比，比较分析省份内的各检验所和标杆检验所存在的差距，结合自己的实际发展状况，在新提出的检验工作理念的引领下，制定与之相适应的发展规划，从而全面推动安徽省各检验所的蓬勃发展。

2007～2010年，在标杆分析法的指导引领下，安徽省所连续多年保持省直"文明单位"称号，先后获得"作风建设年"先进单位、全省食品药品监管系统"先进单位"、省直机关"先进基层党组织"、省级"巾帼文明岗"、省级"青年文明号"、全国医药卫生系统"先进集体"等荣誉称号。标杆分析法是指通过寻找一个具体的绩效榜样，设定其为标杆，实质就是一种有着确定榜样的比较法。安徽省所就是通过将国家权威组织作为其发展的标杆，通过审视自身的发展思路，改进内部管理，优化组织文化，树立赶超的目标，最终做到有效快速推动自身发展的。

• 顶层设计——管理创新的评价方法

检验管理创新的目的是更好地协调和监管检验工作者的检验工作，使其更有效率、有效果地完成检验工作；是管理者将新的管理要素（如新的管理方法、管理手段、管理模式等）或要素组合引入到检验部门管理系统中。检验管理创新的评价方法很多，但不少方法因步骤过于繁琐、成效又不显著而被淘汰。这里主要介绍等级评价法。

等级评定法是最容易操作和普遍应用的一种绩效评估方法。这种评估方法的操作形式是先给出不同等级的定义和描述，然后针对每一个评价要素或绩效指标按照给定的等级进行评估，最后再给出总的评价。等级评定说明见下表。

表 等级评定说明

等级评定说明	O：杰出 (Outstanding)在各方面的绩效都十分突出，比之前的管理方法所产生的绩效要优异的多
	V：很好 (Very Good) 工作业绩的大多数方面明显超出职位的要求，工作绩效是高质量的并且一贯如此
	G：好 (Good) 是一种称职的和可信赖的工作绩效水平，达到了工作绩效的要求
	I：需要改进 (Improvement Needed) 在绩效的某一方面存在缺陷，需要进行改进
	U：不令人满意 (Unsatisfactory) 必须立即改进。绩效评价等级在这一水平上的员工不能增加工资
	N：不做评论 (Not Rated) 在绩效等级表中无法利用标准或因时间太短而无法得出结论

等级评定的方法简便易操作，但也容易遇到一些问题。首先，由于等级评定操作上的简便就容易使人们做表面工作，在进行等级评定时敷衍了事。其次，较多评价管理人员会趋于习惯评定为比较高的等级，或者是在评定时带有较强的主观因素使评定偏离客观事实，导致出现大量的绩效评定为优秀的员工或不切实际的评定结果。另外，等级评价标准原本就表述得比较抽象和模糊，很难准确界定临界等级评判标准，容易产生歧义，从而可能出现不同人在评估时标准不统一，影响了评定的效果。所以在利用等级评定法时应注意以下几点内容。

① 等级评定法应在多次观察的基础上进行，在考核新的检验管理时，不能单纯依据一次的检验工作的成效或进展就对其做出评判。

② 应结合使用整体评定和分析评定。也就说进行新的管理所产生新的检验工作的计划、组织、领导和控制四个方面的分析，并综合这四个方面去评定整个创新管理模式的有效性与可行性。

③ 尽可能选用两个或两个以上条件相当的评定者进行评分。

④ 要谨慎分析过高或过低评分，或是都给予平均分的倾向，要注意评分结果的有效性与可信度。

⑤ 尽可能采用由下至上的评价方式。因为检验管理的创新毕竟是一次管理者管理方法的新尝试。所以广大被管理者的体验最为深刻。由广大员工以此标准对管理者进行评价会降低评价误差，结果更为客观准确。然后将评价结果反馈到管理层，最终进行新管理模式的延续或改进。

对于创新检验管理的评定属于定性评定，可以利用这个等级分析法，选出合适的评定人员如检验部门的基层管理者、专家等，对新的管理模式进行等级评定，最终综合分析新的管理模式的使用价值。

- 检验核心——设备与技术创新的评价方法

检验工作的最核心任务就是通过各种不同功能的检验设备去检验评定食品、药物、化妆品、保健品、医疗器械等是否合格。磨刀不误砍柴工，通过不断改进、更新检验设备才能更好地提高检验工作的效率。而检验设备创新就是指改进检验的仪器或是创造出新的检验设备，使其更灵敏、更准确、更快捷、更简便和高智能化、高自动化。对创新的设备评价则可以通过灵敏度、准确度、快捷程度、简便程度以及智能程度等方面进行评价，并同时可作出相应反馈，让技术创新部门根据实际情况作出相应的改进。检验技术指的是检验的操作方法，包括检验的理论知识、检验操作及技巧等。创新检验技术的评价在很大程度上相似于检验设备创新的绩效评价，但主要是在针对技术层面对创新成果进行相应的绩效评价。

▶ 案例　　　　　安徽省药检所全文查询系统优化和应用

从2007年起，安徽省所全面开展药品分析方法学验证和微生物限度方法学复核验证工作，帮助企业提高检验方法的科学性和准确性，以更好地控制药品质量。2008年，获准承担部分医疗器械进口准入检测。2009年，顺利通过五年一次的医疗器械检测资格认可复审，150项（其中扩项50

项）申报品种全部通过现场评审。2010年，在顺利通过食品检验扩项认证的基础上，积极开展保健食品、化妆品检验扩项认证工作。安徽省所开发的是检验标准全文查询系统，属于一种信息技术，该技术提出的目的就是让安徽省各所能够更全面、更快捷、更方便系统去认知了解检验标准，通过信息技术的统一管理，一改原本通过行政发文的方式，极大地提高了工作效率。但是作为一种新技术的提出，并不可能立马让整个检验工作方式发生转变，信息技术是否成熟，监管技术是否到位，信息保护工作是否有效等问题，都需要在技术实施过程中不断评判考究，安徽省所就是通过收集各检验所反馈的问题，进行系统分析，发现信息系统的漏洞及不足，不断修正改进，同时将多种信息技术对比分析，择优扩充，发展成为现在较为成熟的信息系统。

- ## 为民检验——流程创新的评价方法

合理的检验流程能够促使检验工作者本着公正、客观、科学、规范的原则去工作，保证检验结果的准确性和可靠性，并能够使产品生产责任人积极配合检验。检验流程重在对检验工作者的协调监督，而检验制度绩效评价的重点则在于对工作人员的态度、工作质量、被检方的态度、配合程度等方面进行评价，从而分析出新的检验制度的优劣。描述表格法可以很好适用于检验流程创新的评价。

小贴士   **描述表格法**

    描述表格法就是指描述性表格法-绩效改善计划。书面绩效评价时，最后都采取描述性语言格式来结束。对检验制度创新后所取得的进步与发展进行评价：

    ① 针对每一种绩效要素对制度创新后检验机构的工作绩效进行评价；

    ② 写下关键的绩效事例；

    ③ 制定一份绩效改善计划。

    描述表格法相当于一份完整的工作报告，它的缺点在于没有明确的评价指标，表面上好像是定性分析又无据可循，但它可以使评价者完整地观察并了解到检验制度创新的优劣，并且有具体事迹的支撑。一份好的描述表可为后期工作提供一个良好的工作指南。

▶ **案例**   **五年表格比对体现新评价系统效果**

    在"十一五"发展期间，国家卫生部为推动全国各检验所的发展，制定了一系列绩效评价考核制度，其中最主要的方式就是向各级检验所收集年终成果报告，通过一系列表格（如下表所示）报送来对各级检验所的工作进行审查。

表 "十一五"对比表格评价报告

"十一五"期间培训情况统计表				
年度	承办全国各类培训班数		承办省级各类培训班数	
	参加药检所数	受训人数	参加药检所数	受训人数
合计				
分析				

续表

"十一五"期间人员情况统计表

年度	职工总数	职称情况			学历情况			专业技术人员占职工总数比例（%）
		中级	副高	正高	本科	硕士	博士	
合计								
分析								

"十一五"期间药检所基本情况统计表

						通过实验室认可数量
	省级	副省级	地市级	县级	口岸所	
合计						
分析						

"十一五"期间检验检测工作情况统计表

年度	药品	医疗器械	药品包装材料	药用辅料	食品化妆品	合计
合计						
分析						

"十一五"期间药品安全事件应急检验情况统计表

年度	药品安全事件数量/名称	检验项目数量	出具检验报告量
合计			
分析			

"十一五"期间医疗器械标准制修订情况统计表

年度	投入经费（万元）	标准立项数量	标准制定数量/修订数量	对口国际标准数量/转化数量
合计				
分析				

续表

"十一五"期间国际交流合作情况统计表

年度	举办国际会议次数\人数	国际合作项目数量	出访及研修人数	来访国外专家数
合计				
分析				

"十一五"期间承担科研课题项目情况统计表

年度	获奖项目数量		承担国家科研课题		
	国家级	省部级	数量	经费（万元）	参加人数
合计					
分析					

"十一五"期间基础设施、仪器设备情况统计表

年度	基础设施			仪器设备	
	总面积（m²）	新建面积（m²）/投入金额（万元）	扩建面积（m²）/投入金额（万元）	总数量/合计价值（万元）	新增数量/合计价值（万元）
合计					
分析					

"十一五"期间信息化建设情况统计表

年度	资金投入总额（万元）	计算机数量	局域网数量	门户网数量
合计				
分析				

"十一五"期间支援西部药检所情况统计表

年度	参与支援的药检所数/人数	业务培训次数/受训人数	其他项目
合计			
分析			

续表

"十一五"期间2010版药典工作情况统计表

年度	新增品种		修订品种	
	起草数量	复核数量	起草数量	复核数量
合计				
分析				

从2006年到2010年的逐年对比表格评价报告中，可以向上级直接反映出各检验所在"十一五"规划发展中，在国家中检院新制度的统领下所做出的变化，使中央能够大体了解各检验所的发展水平。

这一系列的表格统计报告，既可以在每年的纵向比较分析中反馈给各级检验所，也可以在各级检验所的横向比对分析来综合评判优秀的检验所或突显出在某些项目发展优异的部门，通过追根溯源收集规整发展优良的检验所的具体措施，供全国各检验所参考，从而可以促进全国整的检验工作水平的提高。

- **绩效评价体系**

创新是一个复杂的系统工程，具有多阶段性、多样性和多层次性。影响检验创新绩效的因素多而复杂，不能单从某个指标去评定创新检验成果的良莠，需要从多个角度和层面来构建创新评价指标体系，才能全面真实反映检验创新绩效。

检验创新的绩效评价体系是由一组既独立又相互关联并能较完整地表达评价要求的考核指标组成的评价系统。绩效考核体系的建立，有利于评价员工创新工作状况，是管理者和员工考核的基础，也是保证考核结果准确、合理的保证。

创新效益要结合技术创新过程绩效，技术创新产出绩效、生产制造绩效、市场/营销绩效几个方面进行评价。

创新效益往往具有一定的滞后性，换句话说就是创新的效果体现需要时间，所以目前对于创新的评价重在对创新过程的评价，如资金投入、人才培养、体系建设、内外部资源利用等。目前多用的技术创新绩效评价体系主要是根据创新过程、创新产出以及创新效益的关系进行指标选择来评定创新成就。

创新过程包括创新投入、内外部资源利用、创新队伍以及人才培养与激励。创新产出可分为新产品数量、重大产品改进数、专利申请数、科技论文数、制定标准数、技术诀窍数、创新提案数等。而创新效益可以从新产品销售率、新产品利润率、重大改进产品利润率、技术创新增值额、单位产品成本降低率等几个方面来考察，其中经济学知识不可或缺。

要做到科学地、准确地评价检验部门的技术创新绩效就应该坚持全面、系统的原则，从创新过程和创新业绩两个方面来综合考虑。绩效评价体系的设定步骤可以根据以下步骤进行。

① 明确检验系统战略目标。

② 确定部门KPI（关键绩效指标）。

③ 确定员工KPI。

④ 制订绩效计划。

⑤ 绩效指导与监督。

⑥ 绩效评价。

⑦ 绩效反馈。

⑧ 评价结果的使用。

- **绩效评价指标**

罗伯特·库伯等人通过对大量企业的实证分析和研究提出了对企业技术创新绩效评价的十项指标。借助这些指标能够十分直观地展现检验创新成果，使检验创新的评价有据可循。不同的检验创新成果对检验工作有不同的影响效益，所以制定的绩效评定指标也要根据实际需要进行设定，也可参照《企业技术创新绩效评价指标研究》的指标体系。

▶ **案例：** 　　　　　　　　湖南省药检所提升药物辅料检验水平

2013年，湖南药用辅料检验检测中心在中国食品药品检定研究院的具体指导下，严格按照检验创新的评价指标进行这一年的工作。以保障全省人民饮食用药安全为目标，忠实履行药用辅料检验、研究职能，积极应对挑战，开拓创新，团结拼搏，较好地完成了年度各项重点工作任务。全面提升了药用辅料检验检测水平，具体表现为：① 改造装修科研楼。② 顺利通过实验室扩项认定。③ 全力以赴开展"国抽"检验任务。④ 抓紧落实2015年版药典起草、复核工作。⑤ 加强人员队伍建设，促进中心长远发展。

湖南药用辅料检验检测中心着眼于创新，严格按照检验创新的评价指标进行工作。借助这些指标能够十分直观地展现检验创新成果，使检验创新的评价有据可循。工作起来有章可循，事半功倍，相当于走了捷径，以最快的速度实现最大效益。

💡 **链接** 　　　　　　　　**罗伯特·库伯理论**

① 技术创新的成功率——最终能够投入到检验工作中使用的创新项目占所有创新项目的百分比；

② 新产品开发所带来的销售百分比——最近三年中新开发创造的新检验产品能给检验工作带来的新的工作成效提高率；

③ 新产品开发盈利能力——最近三年中新产品开发相对于开发总成本的盈利能力；

④ 技术成功率——相对于消耗的资源成本来说，检验创新技术的成功程度如何；

⑤ 技术创新对收入的影响——检验创新产品对检验工作效率的影响；

⑥ 技术创新对企业总利润的影响——检验创新产品对检验工作整体水平的影响；

⑦ 检验部门完成销售目标的能力——检验创新产品辅助检验工作的完成程度；

⑧ 检验部门完成利润目标的能力——检验创新产品提高检验工作水平的程度；

⑨ 检验部门相对盈利能力——与竞争对手相比，检验创新产品的相对优势；

⑩ 检验部门总体成功的程度——从总体上来分析，与竞争对手或与过去的自己相比较，创新成功的程度如何。

以上十项指标，在评价时前两项使用百分比来衡量，后八项是一种等级评价，可以用1～5来衡量，说明创新对检验工作水平的影响程度或提高程度，其中"1"代表最低、最差，"5"代表最高、最优。

3. 决胜千里——创新的管理效能

检验检测管理工作尚未建立明确的绩效考核指标库，特别对某些职能部门和行政人员缺乏可量化的考核目标，导致主观成分占多数，仅凭印象、感觉打分，考核流于形式，平均现象严重。考核结果也只在年终评优等单方面发挥作用，应用范围有限。同时绩效缺乏系统性，绩效管理是包括考核、评价、反馈、改进等系统过程，考核仅是其中一环，评价、反馈、改进等关键环节存在弱化现象。因此，在传统的考核工作导向性和激励性不明显，没有发挥改进绩效管理的作用。

科学的绩效管理应该对机构整体绩效、部门绩效、职工绩效等进行充分地、系统地计划、验收、考核、评估和诊断，通过持续不断的沟通来充分调动职工的积极性、主动性和创造性，鼓励团队合作精神，为职工激励机制提供有力工具，从而实现绩效目标与职工个人发展紧密联系的动态管理过程。

- **绩效管理关键点**

检验创新的绩效管理与普通绩效管理不同，重于创新。因此如何运用绩效管理方法来激发管理者和员工创新意识是检验创新绩效管理的核心。

首先要明确检验创新的目标，通过实行绩效考核让对检验创新工作起到监督促进作用，必须明确好目标，确定想要的是什么，就考核什么。其次尽可能量化管理标准，也就是说考核标准要客观。再者保持良好的职业化的心态，绩效考核的核心就是要推动检验工作水平的发展，要让创新理念职业化，让员工积极迎接考核。另外很重要的一点就是要与利益、晋升挂钩。不与薪酬挂钩的绩效评价是没有意义的，一个检验部门想要产出更高效益更方便简洁的检验设备技术，就需要设定合理的薪酬分配鼓励和推动更多检验创新产品的产出。既然作为一种管理行为，检验部门对创新绩效评价就要具有可掌控性、可实现性，创新成果的方向是要符合检验部门的需要，为检验工作服务。

对于检验创新绩效评价管理可以遵循"三重一轻"原则，把检验创新绩效评价渗透到检验创新工作的每个环节当中，发挥绩效评价的效力，更好地推动检验创新的发展：重积累、重成果、重时效、轻便快捷。

▶ **案例：** 广州市药品检验所克服困难 发展人才兴检计划

广州市药品检验所在2013年前存在以下问题：缺少学科带头人，药品检验技术创新能力不足；内部管理的模式、制度的完善更新与飞速发展的社会还有一些差距；队伍自身素质与新形势、新任务的要求相比还有差距；检验周期过长问题依然未能彻底解决。

"十一五"期间，广州市药品检验所紧密围绕广州市食品药品监督管理局的中心工作要求，结合药品技术监督工作实际，努力打造"国内一流、国际水平"的口岸药检所，大力实施人才兴检计划，加大科研投入，发展优势学科，加快检验检测设备和设施建设步伐，拓展检验项目，培植拳头检验领域，"十一五"期间检测能力增长130.9%。今日的广州市药品检验所正以一流的管理、一流的技术、一流的人才、一流的服务水平、一流的风尚面貌，公正、科学、准确、高效的质量方针为国内外提供"优质高效"的药品检验检测服务。

• **绩效管理模型**

检验创新的绩效管理模型是基于检验创新的核心思想所形成的体系模型，包括检验创新的绩效计划、绩效实施与辅导、绩效评价以及绩效反馈与改进四个部分，形成一个闭合循环。模型的存在使管理者可以直接遵循一定的顺序进行操作，环环相扣，前一环作用于后一环，终末环节反作用于起始环，每一个环节都将对整个环节产生影响，效果的不同也可使管理者迅速找出问题的根源，从而快速有效地解决问题，最终使模型不断完善。

长期绩效。检验创新的长期绩效是指通过对检验创新的绩效评价以及反馈，可对下一个绩效周期的工作起指导作用，即将一个个孤立的绩效结果联系起来。相当于大脑的神经传导，存在着反馈与负反馈调节。

创新绩效评价应本着保证创新行为与战略的一致、兼顾责任与权利的匹配、促进运作控制、实现学习和改进四个基本原则。由于绩效周期设置、外部不可控因素以及被评价者进入岗位的时间长短等原因，各个绩效周期的工作结果往往不能全面地反映被评价者长期工作的产出情况，解决问题的思路是将一个个孤立的绩效结果联系起来，形成一个在各个绩效周期内连贯的绩效链。为此，要对被评价者长期的工作进行连贯的评价，并对各个周期绩效的变化加以计量，建立长期绩效观点。

绩效薪酬。检验创新的绩效薪酬是指组织对作出检验创新成效或成果的成员的劳动回报，与检验创新的成果产出状况相联系，即根据检验创新绩效作为基础的报酬。绩效薪酬可以是对员工超额工作部分或工作绩效突出部分所支付的奖励性报酬，意在鼓励推动员工在检验创新的投入与发展。绩效薪酬关系到员工工作的积极性，与接下来的主动性与创新思维的成长息息相关。所以一个合理的薪酬制度对于组织的长远发展有着至关重要的意义。具体实施常用以下三种形式：绩效加薪、一次性奖金、特别绩效奖。

- **新形势下检验机构绩效管理的探讨**

在我国的经济社会发展历程中，事业单位具有相对独特的性质。目前，事业单位履行的职能、具有的权力、管理的模式与国家的整体发展进程并不十分匹配，改革如箭在弦。

检验机构一直以来都是以事业单位的身份从事着检验的职能工作。随着政府对"四品一械"监管力度的加大，以及对公共经费管理的加强，各级检验机构的检验工作付出与绩效评价的局限性之间的矛盾日益突出，越来越成为制约检验队伍建设及事业发展的关键因素。因此，积极地探索、实践检验系统的绩效管理模式就越来越显得十分必要。

首先，面对未来事业单位改革，各级检验机构要改变"等、靠、要"思想，尽快实现从"向财政要资源"到"向市场要资源"的改变。各级检验机构要在做好本职检验工作的同时，强化服务行业的理念创新。应总结多年的工作经验，把控标准的能力，工作信息的利用，良好的商务沟通行为，换位思考的服务理念，形成对行业的服务能力，使检验技术、咨询、委托服务等工作成为非税收入的重要方面。

其次，应加强与各级人力资源、财政部门的协调沟通。要实现事业单位改革后所期盼的绩效评价新模式，系统地与国家、地方各级人事财政部门协调沟通，共同制定符合检验系统工作实际的绩效分配政策。

最后，要排除一切困难来健全内部绩效评价与分配制度。对"四品一械"进行依法检验始终是各级检验机构的主要职责，尽管事业单位改革持续进行，但事业单位的性质不可能根本改变。因此，以贯彻整体包容性的绩效工资分配原则为好。实践证明，过分强调企业化的绩效工资分配模式，并不是利于检验机构团队建设和检验能力提升的。

事业单位的改革是当前面临的重大课题，绩效评价与分配制度改革将同步实施，这是关乎检验事业发展、队伍建设的大事。各级检验机构应结合本地实际，主动作为，协调沟通，把握好政策方向，努力健全更加完善的绩效管理与评价模式，以此来推动新时期、新形势下检验事业迈上新台阶、开启新篇章。

以廉政管理为契机通过检验创新构建检验风险管理框架

2005年初，中共中央制定颁发了《建立健全教育、制度、监督并重的惩治和预防腐败体系实施纲要》。党的十七大强调，在坚决惩治腐败的同时，要更加注重治本，更加注重预防，更加注重制度建设，拓展从源头上防治腐败的工作领域。随即，廉政风险防范作为一项新工作逐渐进入人们的视野。

多地食品药品检验机构积极响应，改革内部管理机制，创新风险管理方法，印发《廉政风险防范管理实施细则》，在全国范围全面实施廉政风险防范管理。在总结廉政风险防范管理工作经验基础上，通过调研，北京市医疗器械检验所提出完善惩防体系建设新思路："必须将教育、制度、监督、改革、纠风、惩处等各项具体工作纳入全所检验检测事业发展大局，放在同一工作平面内进行统筹谋划"，在这一思想指导下，2012年3月，《北京市医疗器械检验所廉政风险防范重点防控项目管理规定》正式出台，这份文件明确提出"所里每年将以重大事项、大额资金使用、重大制度建设为重点，确定年度风险防控重点项目，将项目管理的理念和方法融入廉政风险防范管理中，采取项目申报、立项审核、项目实施、项目监督、结项验收、成效确认，推进廉政风险防控项目化管理工作"，标志着北京市医疗器械检验所惩防体系建设由此驶上廉政风险防控项目化管理的快车道。

更好的控制检验风险，形成有效风险管理机制，需要历史契机的带领，也需要组织内部创新的推动。

第 五 章

检验创新的发展趋势

导　读

　　检验创新服务于检验。检验创新的内涵、意义、方法与管理一脉相承，以管理理论为框架结合检验实际，检验创新形成了独有的理论实践体系。研究检验创新，探讨检验创新理论的最终目的还是要将其运用到检验实际中去，为未来的检验系统发展明确方向、指点迷津、积蓄能量、寻找方法，再创辉煌。

　　检验创新的发展需要接受全社会与时间的检验。本章将从不同视角推测检验行业的发展动向，捕捉检验行业未被满足的需求，探索未来发展趋势，确定优先优选方向，以便通过制定科学合理的发展战略，顺应潮流、剑指天涯、独占鳌头，更有效地促进我国食品药品检验未来朝着良好、可持续的趋势蓬勃发展。检验创新已然走在大路上，是莺歌燕舞、浮光跃金，还是飞短流长、浊浪排空？让我们一起来预测未来大趋势。

第一节　检验创新的社会化趋势

1. 社会共治——创新社会化的华彩乐章

社会由若干个结构与功能不同的系统组成，社会化是事物发展的动态过程，即从"非社会的"转变成"社会的"。检验创新的社会化是检验创新在不断的实践和适应中衍生出来的。在与社会交融互动的过程中，食品药品检验系统作为社会的一个功能单元，不断与其"生存环境"相适应，检验创新活动也必然要与社会相适应，在适应、发展、融合的过程中逐渐被社会所认同，被公众所接受。这是检验事业发展的必然趋势。检验创新不再是行业的孤军作战，而是"充分发挥消费者、行业协会、新闻媒体等方面的监督作用，引导各方有序参与治理，形成食品药品安全社会共治格局。"从这个角度看来，检验创新社会化的内涵与实质就是检验创新被群众和社会认可的过程，是通过内部调整、宏观调控或服务对象与社会公众齐抓共管来实现检验创新价值的不断扩大、更好地服务于广大公众和经济社会的过程。

2. 贴近民生——创新社会化的地气对接

"食品药品安全是天大的事"、"群众利益无小事"。改革开放以来，我国食品药品检验在各级监管部门的领导下，扎实开展药品、生物制品、餐饮食品、保健食品、化妆品、医疗器械、药品包装材料的检验检测工作，圆满完成国家药品评价性抽验、基本药物全覆盖抽验、监督抽验等各项任务，有力地推动了食品药品监管科学化进程，为深入开展食品药品安全专项整治，规范食品药品市场秩序，最大限度地保证保障人民群众饮食用药安全，发挥了积极的作用。

随着机构改革和职能转变的不断推进，公用事业市场化已成为我国经济体制改革的重要内容之一，这也要求检验系统进行相应的改革。通过调动检验创新资源，利用社会化的公众互动与制约机制，对社会活动加以影响、控制、引导、调整，依据社会化的需求不断调整创新的领域、内容和对象，最终促进社会发展，是检验事业科学发展的方向。简言之，群众满不满意，老百姓答不答应、高不高兴是检验工作乃至安全监督工作的接地气选择。用社会化群众性人文关怀的途径扩展检验创新路径，用社会化大众化可理解的方式丰富检验创新手段，用社会化普遍性可接受的标准评价检验创新成果，让检验创新更加贴近民生，更加接地气，从服务于监管到面向大众，从自由分散到规范统一，检验创新的社会化程度将在发展中不断走向深化。

- **关口前移——检验创新从幕后走到台前**

随着全面建设小康社会的不断推进，人民群众对食品药品安全的理解不断加深，要求也不断提高。围绕食品药品产品检验和不良事件环节的信访和申诉的增多，对于检验系统来说，仅仅被动地完成上级部门下达的检验任务已经不能满足人民群众日益增长的食品药品安全需求了，检验机构需要树立主动防范、及早介入的思想，主动发挥检验创新的技术优势，做到"关口前移，预防为主"，提前发现食品药品流通市场存在的潜在问题，把风险化解在萌芽状态，把危害和影响控制到最低程度和最小范围，切实维护好广大人民群众的切身利益。

▶ 案例： **食品快速检测进社区提升市民食品安全观念**

食品、保健品、化妆品的安全问题是市民关注的话题。深圳市科学技术

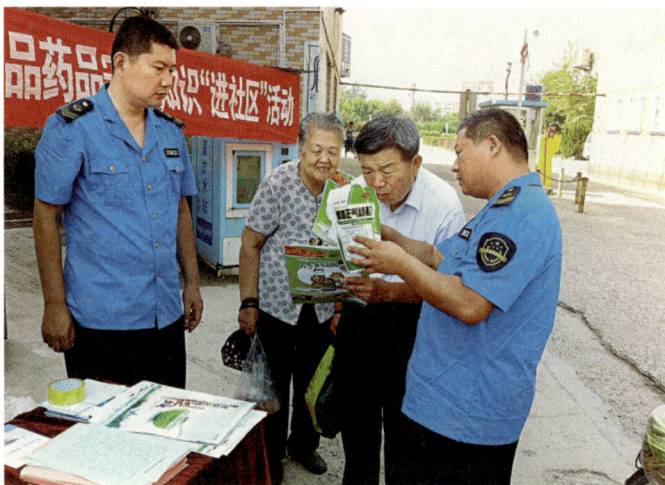

山东省济阳县食药监局工作人员向社区居民讲解如何正确选购药品

协会、深圳市分析测试协会走进社区，在益田村中央广场免费为市民进行食品快速检测及相关专业知识讲解。部分市民仍然对食品安全表示担心，专业人士提醒市民，在对产品不熟悉的情况下，可以登录国家食品药品监督管理总局网站"数据库查询"栏目内进行查询。

深圳市分析测试协会的工作人员说，这种快速检测活动还会继续在其他社区开展，希望通过现场检测，增强市民对食品安全的信心，提高食品安全的防范意识。

• 从服务于政府监管到服务于社会产业

医药、电子、生物医学工程等领域的科学技术日新月异，带动"四品一械"产业持续快速发展。经济全球化不断深入，我国食品药品产业正在由过去简单的进出口贸易发展为更全面深入的对外开放。新产品不断涌现，食品药品检测需求和要求正面临着新的变革，不确定性提高，监管广度扩大、难度增加。一方面，政府部门的行政监管需要检验机构提供更强大的技术支撑，另一方面，用权威的检验技术打破发达国家设置的重重技术壁垒，帮助我国医药企业占领更广阔的市场，已然成为我国食品药品检验检测行业不可推卸的责任和义务。国家检验检测机构从专职服务于政府监管逐步向服务于社会企业转变，越来越多的创新成果资源得以共享，实现创新效益的最大化。由公益化走向市场化，我国食品药品检验的社会化进程将愈来愈明显，愈来愈急促。

▶ **案例：** 　　　　　　丽水市食品药品检验所服务企业公正廉明

　　在2014年丽水市医药企业GMP认证药企转型升级（新生产线、产品转移）关键一年里，丽水市食品药品检验所开展"服务药品生产企业，提升药品检验能力"的活动。该所充分发挥技术人才和设备优势，帮助解决了有关产品检验、实验室管理、检验技术等几大问题。截至7月底，该市食品药品检验所已完成各类检品695批，其中中药材（饮片）二氧化硫专项检查75批，枳壳专项检查样品56批；公安部门委托的性保健品非法添加化学成分样品44批；辖区内医药企业委托检验的各类样品100批。在面对各种检品的检验时，该所要求全体检验工作者做到公正、客观、准确、可靠。主动征询客户要求，高效完成检验任务，及时出具检验报告。

　　这是食品药品检验机构践行党的群众路线教育实践活动、服务食药企业，公正廉明、准确客观、无偿服务的一个缩影。在科学检验精神的指导下，通过技术创新不断提高检验能力；通过服务创新不断拓展检验项目；通过检验流程不断优化缩短产品的检验周期；通过服务模式创新，主动推广新技术帮助企业不断提高产品质量拓宽发展空间。检验创新所带来的生产力，使得为食药生产企业提供更优质更高效的服务变成现实，通过检验创新不断加大对医药企业的服务力度，在保障群众食品药品安全的同时，更为食药产业的经济发展做出重大贡献，检验创新的社会化效益不断凸显。

- **检验检测资源由分散到集中**

随着机构改革和职能转变不断推进，检验检测工作面临着新要求、新趋势、新任务，从不同角度分析我国食品药品安全检验检测能力现状有利于全面认识当前检验系统的问题。横向面看，我国食品安全检验检测资源主要分布在农业、质监、卫生、出入境检验检疫机构，各成系统，重复建设，缺少联动；纵向垂直看，从中央到地方省、市、县级食品安全检验检测机构资源配置不合理，缺少规划，且条块分割；整体而言，目前我国大量食品药品检验检测资源分散，设备、人才、数据等尚不能有效整合。

2012年6月《国务院关于加强食品安全工作的决定》(以下简称《决定》)提出了推进我国食品安全工作的阶段性目标，检验检测需要大量技术储备与基础数据。只有克服现行体制的问题，通过改革创新，推进现有机构的有机整合，才有可能实现《决定》确定的我国食品安全检验检测能力建设的基本目标。检验检测资源的不断整合不仅仅出现在食品检验领域，在业务范围囊括"四品一械"的整个检验系统中，整合也成为检验发展的大趋势。检验创新的丰富成果譬如设备、技术、基础数据与人才的共享平台也逐步被建立，检验创新资源由分散到集中，检验机构规模由小变大、检验服务由国内辐射至国际，检验创新的社会化趋势变得越来越明朗。

第二节　检验创新的规范化趋势

1. 创新规范化——规避检验创新"野蛮生长"

• 规范化是检验工作的天经地义

在科学检验精神的指导下，在"为民、求是、严谨、创新"的大氛围下，为提高检验水平，实现科学管理，促进检验工作有效运行，急需建立一个系统、安全、有效的检验标准管理体系，通过对检验活动的规范化管理，不断提高检验水平，促进检验工作的有效运行，使检验标准能为检验事业发展提供更为方便、快捷、安全、有效的技术保证，满足检验工作需求，规范化应该是广大药检工作者所达成的天经地义的共识。在"规范"这样一个大前提下，创新才不至于异想天开、我行我素、畸形发展，甚至拔苗助长、野蛮生长。

• 检验规范化的实质是标准管理

规范化是指在经济、技术和科学及管理等社会实践中，对重复性事物和概念，通过制定、发布和实施标准来达到统一，以获得最佳秩序和社会效益。食品、药品、化妆品等质量标准是现代化生产和质量管理的重要组成部分,是生产、经营、使用和行政、技术监督管理各部门应共同遵循的法定技术依据，对保证食品、药品、化妆品等的质量,保障人民群众饮食用药的安全、有效和维护人民身体健康起着极其重要的作用。食品、药品及医疗器械检验工作是质量管理中的一个重要组成部分，检验标准为检验工作提供技术依据，是检验工作的根基，检验标准的水平高低直接影响到检验结果。目前从事的检验活动中所执行的标准，是重复性的技术事项在一定范围内的统一规定，唯有严格依据科学的检验标准，才能实现每一次检验活动的真实可靠，才能确保检验结论的准确无误，才能达到全面掌握检品信息的目的。

- **得"标准"者得天下**

随着科学技术的发展和检验手段的不断创新，检验标准的科技含量也在不断地提升。食品药品检验研究（院）所涉及的检验标准包括：药品、药包材、医疗器械、食品和保健食品、化妆品的标准等。这些特殊商品的标准涉及多个领域和专业，科技含量高，检验方法多样。

检验标准管理体系为检验工作提供充足的信息和快捷的查询手段。一套系统、安全、有效的检验标准管理体系，可便于食品药品检验机构在各项检验工作中做到标准来源明确、现行有效、出具的检验报告准确无误。在科学检验精神的指导下建立一个比较系统的、安全的、有效的检验标准管理体系，具有重大的现实意义。它对于药品、药包材、医疗器械、食品和保健食品、化妆品行业的发展起到了决定性的作用，在市场竞争力日益激烈的环境下，标准的科学性为行业的发展保驾护航，推波助澜。现今在标准界流行的一句话"三流企业卖苦力，二流企业卖产品，一流企业卖专利，超一流企业卖标准"，同理，可以说"三流检验机构不了解掌握标准、二流检验机构依标准检验，一流检验机构制修订标准"，可谓"得标准者得天下"。

2. 规范成方圆——构建检验创新的行动指南

检验的规范化并不仅仅是对所检验产品质量状态的外显，而通过标准规范、科学严谨的检验活动，建立完善的诚信体系，是科学检验精神、"中国药检"品牌和科学监管的外化。树立符合科学规律和时代要求的检验规范，使之适应新形势、新任务的需要。通过全面理顺检验工作在食、药、械监管中的规范守则，严把"四品一械"质量的安全大关，检验工作的规范化必将成为有力的行动指南。

- **检验创新推动检验标准管理不断完善**

随着药品、药包材、医疗器械、食品、保健食品、化妆品的监督检验、注册检验等各类标准的不断增加，不断更新，加之颁布标准的机构不同，各类标准的来源不一，途径各异，使得检验标准管理难度增加，时常会出现新老标准交替时间脱节、标准更新滞后，新标准查询困难等问题，给检验结果的准确性带来了影响。

传统的检验标准管理存在着许多制约检验工作发展的地方。一是对检验标准管理不够重视，标准管理的工作仅限于标准的日常收集与整理，没有形成系统化的管理。二是检验标准的更新慢，与科学技术的发展不能同步，已经远远不能满足检验需求。

科学检验精神是以科学发展观为理论基础的检验理论，它指导着检验系统的稳步发展，而科学检验精神的灵魂是"创新"，科学检验精神的不竭动力来源于不断创新。要建立系统的、安全的、有效的检验标准管理体系，关键还依赖于检验创新。对于检验标准管理过程中出现的分类不清、标准更新不及时、收集困难等一系列问题，通过对检验标准的来源、分类、收集、有效性等方面进行系统的创新研究与探索，才能获得解决之道。

通过创新不断促进检验标准的完善和管理，形成系统的、安全的、有效的检验标准管理体系，是检验机构实现规范化的发展方向和唯一途径。

- **检验责任制是规范检验行为的基本制度**

食品药品安全事件的频繁固然与不法商贩疯狂逐利有关，但另一方面与行政监管不力，尤其是技术检验部门的责任追究不到位有密切的关系。作为检验监督部门，可谓责任重大，形势严峻。因此，在检验工作中建立健全检验责任体系并严格落实检验责任，变得十分重要。检验责任制，就是通过明确检验部门的职责，通过评议考核，落实检验责任，对检验工作进行控制与制约，从而规范和监督检验行为。

一套完善健全的检验责任制度，需要包括检测过程所能涉及的各个环节，包括涉的各种仪器设备、人员、样品、试剂和方法等。建立健全的检验责任体系，需要确定每一个岗位角色所要承担的工作内容、质量要求以及所能支配的资源，然后才能明确相应决策的责任。这是个长期的、复杂的系统工程，虽然各个食品药品检验所已经建立起了初步的检验责任制度，但现有的责权体系显然不符合检验发展的要求，已经不能适应目前检验需要。只有不断地创新实践，不断的探索研究，才能逐步建立完善健全的检验责任体系，才能实现检验系统质量标准文件的统一性、可操作性和科学性。只有不断检查、总结、修改和完善，结合检验实际，通过创新不断优化责任制度，检验工作才能达到最佳状态，实现真正的规范化。

- **规范化依赖于检验系统每一个人的履职**

标准检验是按法定标准进行的检验，要求检验工作者"依葫芦画瓢"，不得随意更改、擅自偏离。任何偏离和按非标方法检验都应按体系文件规定，执行相应的审评和确认程序。无论是标准检验和非标检验，其实验数据的准确性、可信性、合法性，不仅需要依靠统计处理和核对来保证，还要在整个检验过程的每一个环节严格执行技术标准，严格执行检验管理规范制度。

检验工作者是检验过程的实施者，对检验结果负责。食品药品检验工作者必须保证检验过程的规范性，这就要求每一名员工，尤其是检验业务受理人员、检验工作者和检验报告的编制、审核、批准人员，都必须保持严谨的科学检验态度，严格遵守岗位相关的规章制度，切实履行各自岗位上的职责。目前有些技术机构检验工作者思想老化，检验检测知识及方法亟待更新，由此导致许多技术机构的科学检验工作无法正常完成。这对于检验创新提出了严峻的考验。创新人才培养机制，制订科学系统培训规划，改变陈旧僵化的思想观念，提高全员素质，具备与其岗位工作职责相适应的能力素质，工作积极性、创造性的提高；创新文化氛围建设，通过情感管理和情绪管理，使检验工作者在不断强化内在激励的过程中，提升岗位角色的信心和责任感，形成稳定耐心的工作意志、工作意愿和工作热情，推动检验工作的规范化进程。

- **规范化贯穿检验工作的整个过程**

食品药品检验是一个科学分析判断的过程，从抽样、收样、留样开始，依据实验室实验取得的数据，经过整理、统计、分析和判断，得出最终结论。业务技术科负责样品的管理，包括药品的抽样，样品的收检和留样，这些都是质量控制的基础和前提。样品收检及留样管理岗位的人员承担的责任就是保证在一定的检验时段内样品质量的稳定，以保证样品检验结果的可持续性。而检测过程是整个检测工作的核心，各科室主任是检验质量控制的关键，对检验结果负责。

检验的每一步，都必须本着依据标准科学、程序规范、方法合理和结果准确四项要素来开展检验工作，才能保证最终检验结果的质量。从检品的收发、录用、标准的采集、检验使用的标准物质、试剂、样品处理的操作过程、仪器使用、操作规程、设备使用、原始记录书写、报告签发、报告复核打印、发放报告的审批，每一个工作环节都需要制定认定标准，才能实现检验工作的规范化运作。

▶ 案例：　　　　陕西省质检所不断提高检验报告质量

食品药品检验报告不仅是法律文书，更是企业的生死牌。目前，各级食品药品检验机构报告书写不一致，存在很大差异。在2010年的检测工作整顿活动中，陕西省质检所为了提高检验报告质量，预防出现偶然性工作失误，依据《实验室资质认定评审准则》《委托检验行为规范（试行）》（国质检监[2010]358号）等相关准则、法律法规和规定，结合其所开展的检验工作实际，组织所内外专家编制了该所不同类型检验（测）报告和委托检验合同书格式，并编写了有关编制及使用说明。此举受到业内人士肯定，值得其他质检机构借鉴。为提高全省产品质量监督检验机构检验报告的整体质量水平，该所将检验报告规范化管理的工作要求下达至下属的各个单位，要求各产品质量监督检验机构针对各自检验工作实际，全面考虑委托方和质检机构的责权、义务，编制本机构不同类型检验报告和委托检验合同书格式，并编写详细、明确的编制及使用说明，经对相关人员认真培训后施用。

检验报告是对食品、药品和医疗器械产品质量做出的技术鉴定，是具有法律效力的技术文件，是整个检验过程的结果表述，是食品药品检验工作者的最终产品和检验工作质量的最终体现。所以必须保证检验报告依据准确、数据无误、结论明确、文字简洁、书写清晰、格式规范。充分考虑本机构所开展检验工作实际，包括检验对象、服务方、检验性质、部门和岗位设置等因素，使所编制的检验（测）报告和委托检验（测）合同书格式具有可执行性，加强检验报告规范化管理，是提高检验报告质量水平的有效措施。

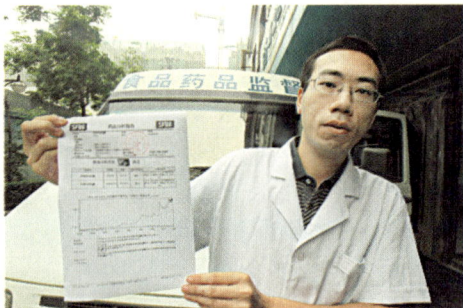

第三节　检验创新的信息化趋势

现代社会已然大踏步进入信息时代、大数据时代，信息化正在成为监管工作发展的必然，检验创新的未来也必然是检验信息化的明天，它不仅在一定程度上决定着检验的科学化和现代化，甚至将成为影响整个检验工作正常开展的决定因素。

1. "大物移云"——检验创新在云端

● 我国检验事业信息化的含义

信息化建设与检验工作密切结合，相互促进相互发展是"创新"的集中体现。检验系统的信息化目的是为检验工作保驾护航。检验系统的信息化建设，就是要把先进的网络通讯技术、计算机技术等信息技术引进来，与当今的药品分析检测技术、仪器仪表技术以及现代管理技术有机结合，为全国检验系统服务，为国家食品药品监督管理事业服务。

信息化建设不仅是检验工作管理模式、工作手段、使用方法的创新，更是管理思路的创新，是实现"为民"这一科学检验精神的核心的重要手段，是体现"求是"和"严谨"的科学检验精神的本质和品格的最佳途径。

● 大数据：有容乃大

"大物移云"的"大"是指信息化进程中出现的海量数据，也叫"大"数据，是为了更经济、更有效地从高频率、高通量、不同结构和类型的数据中获取价值而设计的新一代架构和技术，用之来描述和定义信息爆炸时代产生的海量数据，并命名与之相关的技术发展与创新，随着移动互联网的发展而快速发展。面对海量的数据，如果对其进行充分挖掘则可能得到的价值就会更大，创造出的效益将会更惊人。而且在原来被认为是一些废弃的数据或旧数据，在大数据时代也变得有意义起来了。大数据具有4V特点，即：数量巨大（Volume）、种类繁多（Variety）、价值高（Value）、处理速度快（Velocity）。

检验机构中的大数据理念是一种思维方式，它的核心功能则是预测，通过分析海量数据来预测事情发生的可能性。因此，大数据的真正价值是需要去挖掘的，如何挖掘这些浩海如烟的数据则需要科学的方法，也就是数学算法。对于检验机构的大数据来说，先确定挖掘的主题，再收集该主题内相关的海量数据，接着使用各种统计分析工具对这些数据加工，吸其精华、弃其糟粕，然后建立相应的数据模型并对模型不断调整使之能准确预测，最后，使模型预测出有价值的信息。未来的检验机构大数据预测也可能是多种多样的，例如：食品药品安全与新闻媒体之间的关系、药品安全事件与地域之间的关系、食品药品问题发生时间随机预测模型、食品药品安全数据监控不一致预警、药品安全信心指数等等。

- ## 物联网：中流砥柱

"大物移云"的"物"是指物联网（Internet of Things，缩写IOT），它是一个基于互联网、传统电信网等信息承载体，让所有能够被独立寻址的普通物理对象实现互联互通的网络。在物联网上，每个人都可以应用电子标签将真实的物体上网联结，在物联网上都可以查找出它们的具体位置。在这个网络中，物品（商品）能够彼此进行"交流"，而无须人的干预。物联网的本质概括起来主要体现在三个方面：一是互联网特征，即对需要联网的物一定要能够实现互联互通的互联网络；二是识别与通信特征，即纳入物联网的"物"一定要具备自动识别与物物通信的功能；三是智能化特征，即网络系统应具有自动化、自我反馈与智能控制的特点。无论智慧方案，还是智能行业，智能的根本离不开数据分析与优化技术。数据的分析与优化是物联网的关键技术之一，也是未来物联网发挥价值的关键点。

通过物联网可以用中心计算机对机器、设备、人员进行集中管理、控制，也可以对设备进行遥控以及搜寻位置、防止物品被盗等各种应用。在检验创新中引入物联网这一高新技术是未来发展的重要趋势。这一技术可使检验检测设备资源一目了然，实现集中控制集中使用，精简检验流程，大大提高检验效率。

- **移动检验：波澜壮阔**

"大物移云"的"移"是指移动检验。手机、平板电脑等移动设备已经成为日常生活的必需品，"移动检验"成为检验检测事业的发展趋势。移动检验也可称为"3A检验"，即办公人员可在任何时间（Anytime）、任何地点（Anywhere）处理与检验相关的任何事情（Anything），如检验申请、检验预约、检验进度查询、检验结果查询、检验知识普及、检验管理等。这种全新模式可以随时随地通畅地进行交互流动，工作将更加轻松有效，整体运作更加协调。利用手机的移动信息化软件，建立手机与电脑互联互通的行业软件应用系统，摆脱时间和场所局限，随时进行随身化的管理和沟通，有效提高管理效率，推动政府和企业效益增长。

党的十七大报告已将"信息化"工作的开展提到了全新的历史高度，信息化将成为社会科学发展的重要推动力量。作为信息化科技发展的最新成果，"移动检验"的出现会为现代社会提供一种全新的检验模式。它使政府和企事业单位的领导、办事人员不用再全天困守在办公室中批示和处理工作事务，它使信息指令能更快传递，使得工作场所变得没有局限，让办公事务变得可以随心所欲，它是中国在信息化技术研发和应用上的自主创新。它的使用简便，适用性广、功能性强等特性，使其在改造和提升各产业竞争力，更大程度发展社会生产力，推动节约型社会建设等方面都有出色的推动作用，正在受到政府各界和社会各产业越来越多的重视。

- **云计算：横空出世**

"大物移云"的"云"是指云计算。2006年，谷歌的工程师首次提出云计算的概念。但人们经常把云计算的概念与其他概念混淆，如分布计算、网格计算、效用计算、自主计算等。

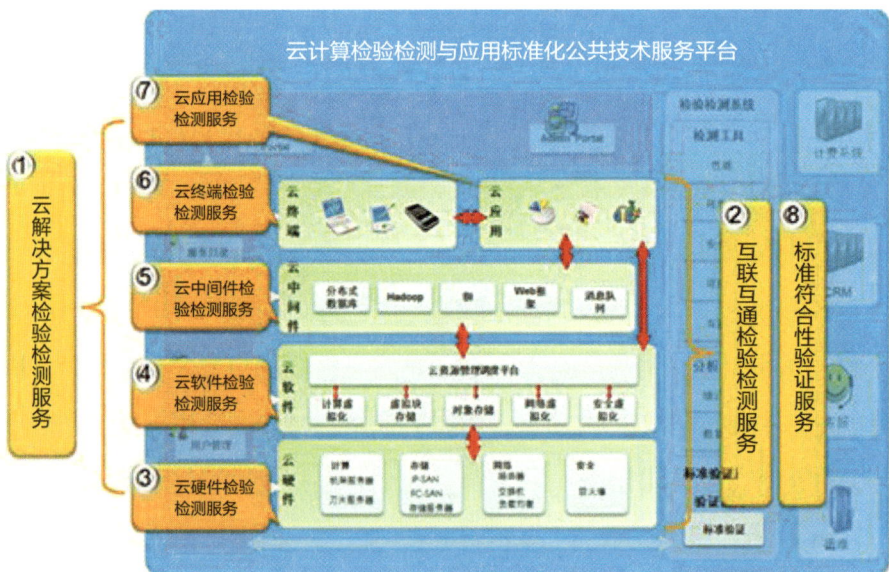

云计算

美国国家标准和技术研究院认为云计算应该符合以下几条特征：随需自助服务；随时随地用任何网络设备访问；多人共享资源池；快速重新部署灵活度；可被监控与量测的服务等。

检验机构的云计算是在食品、药品、化妆品、生物制品、药品包装材料、洁净度、医疗器械等检验检测系统中，能突破时间和空间限制为任何检验检测工作者或普通用户提供一切与检验检测相关的存储、计算、数据、应用软件、网络、远程访问等资源，并且这些资源以按需分配的服务方式分配给需求用户。用通俗的话来讲，"云计算是个筐，什么都可以往里装"。

检验机构的主要相关部门有：国家食品药品管理总局、中国食品药品监督检验研究院、省级检验机构、地市州级检验机构直至县级相关机构，这样检验机构的云计算可以连接这些部门成为一个整体，各机构之间可以达到互联互通、数据和资源可以共享、能充分解决区域发展不平衡、信息不对称等问题。因此，可以这样预测，以后所有的资源即可从检验机构的云计算大平台上去"云端"存取。

- **检验创新信息化的核心**

检验创新信息化的核心是翔实的数据库，信息系统应围绕数据库来设计和建设。信息化建设的"大物移云"将大数据、物联网、移动检验、云计算融入科学检验创新，实现食品药品的科学监管依赖食品药品检验数据的技术支撑，特别是检验数据所反映的质量状况。

其基本架构应包括两个模块，一是构建检验数据采集和管理系统，即通过仪器设备网络化而实现检验数据的自动采集，运用科学数据系统化管理对检验数据进行存储、共享、分析从而保证检验数据科学性、真实性和准确性。二是构建信息管理系统，遵循实验室质量管理规范，实现实验室信息传递管理自动化，实现检验报告的完整性、溯源性和可控性。在此基本架构上实现网络化，建设全国检验信息系统，实现全国检验数据资源的集中和共享，将宝贵的检验数据汇总为检验信息资源，通过对资源的挖掘与分析，提升检验的技术支撑能力和水平，更好地为国家食品药品安全监管提供技术服务。

2. 智慧检验——检验创新在心中

• 实验室信息学——检验创新信息化之锦上添花

当前，国内的所有食品药品检验实验室仍然忙碌于单纯的样品接收、检验、提供结果的工作中，这种点对点的工作流，只能满足对单一样品的质量状况的判定。检验机构所产生的海量数据最多只实现了内部或小区域的数据共享，形成一个个"信息孤岛"，既没有做到数据完整收集管理，更缺乏深入分析。目前，需要上报或汇总的数据基本上都是通过人工导出或手工填写报表方式操作，效率低且存在重复劳动。另一方面，从国家到地方食品药品监管部门更多地需要掌握同种药品不同来源、甚至同类药品的实时数据，为监管决策提供及时可靠的依据。解决这个问题的关键在于对检验数据的完整收集和分析及利用，构建全国检验信息系统。

在食品药品检验工作不断国际化的今天，遵从相关法规要求的检验数据信息化建设工作日趋迫切。随着食品药品质量标准的不断提高，检验工作的科学性、可靠性和有效性越来越倚重于检验用仪器设备。从学科发展角度来看，大量化学分析也已经转向仪器分析，因此仪器种类的增加，从而导致数据种类的增加，不同的分析数据目前都是以电子数据的形式保存。随着仪器科学技术的进步，获得精确的数据已经不再是难事，相反快速增长的海量数据反而让数据处理工作越来越成为瓶颈。检验数据要经过采集、转移、处理和解释等几个步骤，同时按照有关电子记录的相关要求，还需要加上要求严格的数据存储和管理。如果全国食品药品检验系统对检验数据进行共享，就会大大增加这些数据的价值。由海量的检验数据所汇总成的检验信息的有效开发和利用将会为食品药品信息化监管工作提供强有力的技术支撑。

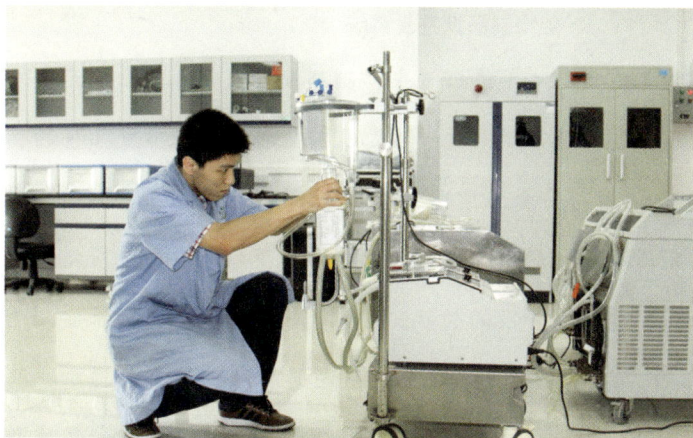

仪器分析

新学科　新成果

近年来，实验室管理和IT技术的结合诞生了一门新的学科——实验室信息学（Laboratory Informatics），同时也出现了许多实验室信息学产品和技术，帮助实验室检验工作者从繁忙而低效的手工信息处理和管理工作中解放出来。这些解决方案中包括：我们已经熟悉的CDS（Chromatography Data System,色谱数据系统）和LIMS，以及日益引起大家重视的SDMS（Scientific Data Management System，科学数据管理系统）和ELN（Electronic Laboratory Notebook，电子实验室记录本）等技术手段。

全国食品药品检验系统都在摸索和研究检验工作的信息化建设工作，并取得了显著成果，特别是中检院在仪器设备管理信息化和北京所在LIMS及仪器设备的网络化的等检验信息化工作方面已经做了大量基础性的探索工作，已初见成效。如何推进全国药检系统的检验信息化建设工作，在确保检验数据可靠性的基础上，使检验数据汇总为检验信息，为信息化食品药品监管服务，已经成为一项极具价值的研究课题。

▶ 案例：   生物制品批签发系统

生物制品批签发系统是2009年依据《生物制品批签发管理办法》开发的生物制品批签发管理系统，其目的是进一步加强对生物制品批签发品种的管理，保证广大人民群众用药安全。该系统为国家食品药品监督管理局、中国药品生物制品检定所和授权的省级食品药品检验所提供对参与批签发的企业、批签发品种及批签发过程管理的功能。该系统的用户主要是国家食品药品监督管理局和各省食品药品监督管理局、中国药品生物制品检定所、北京、上海、广东、四川、湖北、吉林和甘肃7个授权的省级批签发食品药品检验所（院）、国内生产和进口生物制品国家批签发企业、社会公众等。

该系统与以前开发的其他系统不同。以前的系统一般都是仅限于本食品药品检验所（院）使用，而该系统扩充到全国七省，最大特点是资源集中，服务器资源、网络资源、数据库资源等集中在中检院和七个省级所（院），使用客户是面向全国生物制品企业，网络安全采用的技术是VPN专网，数据每天进行同步三次，可以不受时间、地域限制进行操作。另外，七个省级所（院）的批签发企业是通过密钥加密的方式进行网上申报进度查询和血浆监管申报，保证了企业信息的安全性，还为公众提供批签发企业、品种和批签发证书情况的准确信息查询。该系统即可提供给社会公众、生物制品企业服务，又能让食品药品检验所（院）等的生物制品批签发信息统一。

• 智能传感——检验创新信息化之莲花宝座

"四品一械"的检验机构同样需要各种数据用于预测、评估、分析、溯源等，采集的数据信息一定是多方面、多种类、大量、实时的。未来检验机构的数据采集也将会使用各种智能采集工具，一方面需要从检验实验室内采集实验室的各种数据信息，另一方面也需要在实验室外部采集其他数据信息，这样采集到实验室的第一手数据可以更加精确地评估实验、数据溯源、实时向企业反馈检验流程、构建检验模型、进行一致性评价等。

传感工具的作用就是替代人工器官去获取世界的各种信息，智能传感是根据需要能有选择地传感数据信息。检验机构可以利用各种智能体系在实验室、企业、药店、餐饮店、快检车、存储仓库、原材料产地等获取所需信息。

- ### 智慧检验——检验创新信息化之壁立千仞

智能传感是采集数据的基础建设、云计算是用来存储采集的数据、物联网将整个检验系统进行整合、大数据把这些数据的价值发挥出来、移动检验将科学检验进一步推广到人们生活的各个角落。这些创新技术推动的检验信息化是一种巨大的变革，这种变革将体现在检验系统的方方面面上：在工作上，检验工作者可通过远程访问技术、智能控制、传感技术、4G网络直接管理控制实验室的仪器设备、查看检验流程等以达到在家、出差、甚至移动的车辆中，照样能办公的目的；在生活上，检验工作者或是人民群众可通过智能传感、物联网等技术采集食品、药品、化妆品等问题产品的第一现场证据传输到检验机构的实验室，也可采集一些基础的信息（如：二维码、生产厂家、颜色、性状），直接对比检验实验室的食药化模型以做的真假判定等；在学习上，检验工作者或人民群众都可通过检验云计算、远程桌面访问、虚拟化等技术在线学习、在线数据挖掘、在线技术指导、远程视频培训、合理利用信息、资源共享等；在管理上，智能传感、VPN、云计算等技术可以建立从原材料产地—工厂—企业—物流—用户等领域的一体化监管，随时随地地监控到可能发生在任何环节的问题；在思维上，大数据、数据算法、挖掘工具、分析统计等技术可能改变食药化市场、组织机构、获取新的认知、创造新的价值，甚至监管方式会由现在单纯地依靠检验机构变成全民参与的监管。

总之，创新技术带来的检验信息化新时代将是一场大变革，以开放的热情、开拓的勇气抓住历史给予中国检验创新的机会，追随着时代的步伐，沿着数字检验到智能检验的光纤索道直达瞬息万变的前景与未来，智慧蕴心，不失常态，永葆生机。

第四节　检验创新的系统化趋势

未来的中国是否可以成为世界强国，走在世界前列，关键取决于是否能掌握核心科技，是否具有强大的创新精神和创新能力，是否具备充足的发展潜力。检验创新的系统化有助于整合检验系统的资源，借助检验创新的信息化、国际化等平台，使检验系统保持水准并发挥优势，实现持久稳定的快速发展。

1. 创新系统化——冲破检验藩篱

● 检验创新的系统化触角

随着检验创新的不断深入，检验创新的体系建设也被提上日程。检验创新的系统化发展有助于科学检验规范化的形成，检验创新的信息化趋势会辅助检验系统化的形成。检验创新呈现出的规范化与信息化可以共同作用使系统化发展更加稳健，三者相辅相成，共同构造适应时代要求并不断健全的检验检测体系。系统化管理就是全面科学地对机构内部的行政、人事、生产、营销、财务等部门进行细化、明确其职能和岗位职责。在对食品药品检验所实施系统化管理时，要根据不同级别、不同检验能力的机构，制定相应的责、权、利，同时，系统化也要求不同级别机构之间的合作与交流，使整个食品药品检验体系齐头并进，拧成一股绳，发挥最大的力量。

- ## 检验创新的系统化工程

检验机构系统化建设是"四品一械"质量安全保证体系的重要组成部分,也是维持和保证检验机构正常运转和科学发展的基本支撑。加强"四品一械"检验创新系统化的研究，事关中国检验机构的长远发展，事关"四品一械"监管大局，事关人民群众饮食用药安全，是提高食品药品检验系统全面建设质量的基础性工程。

检验检测的系统化发展包含众多方面。管理体系的创新为检验机构管理的系统化发展提供最适宜的管理方案，为检验创新事业奠定良好基础；先进的检测技术与方案可以为检测的系统化发展带来动力；良好的科技文化氛围为检验机构的凝聚力与统一化带来了影响。

"四品一械"检验事业当前面临着复杂的形势和艰巨任务。中检院领导提出"以人为本、与时俱进、全员参与、常抓不懈"的建设思路，要求我们要大力挖掘、培育和弘扬食品药品检验精神，引导各级牢固树立"为国把关、为民尽责"的检验理念，大力弘扬"一切为了人民生命安全"的食品药品检验精神，自觉践行"服从监管需要、服务公众健康"的服务宗旨，严格遵守"爱岗敬业，团结协作，服务文明，清正廉洁"的行为准则，使"人人是文化建设的主人、人人代表中国食品药品检验形象"的理念植根头脑并付诸行动。

2. 构建"大检验"系统——检验"孤岛"期盼回归

在检验创新系统化进行中，管理的系统化尤其重要。合理的管理机制可以帮助形成检验创新系统化发展的轨迹，整合现有资源，促进检验机构形成有活力的、有机的运行体系。

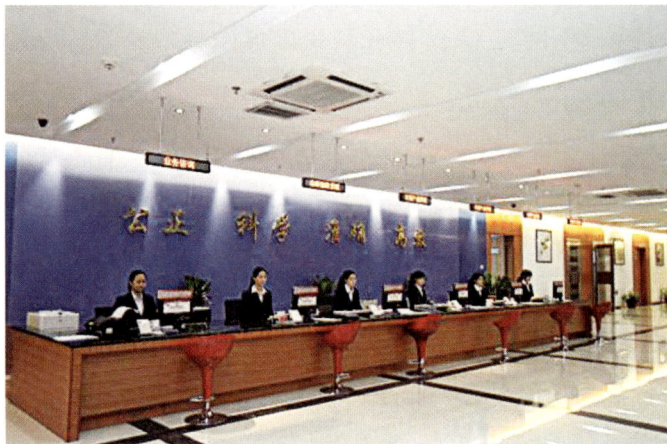

广东省医疗器械质量监督检验所业务受理前台

小贴士　　　　**系统论**

系统论是研究系统的一般模式、结构和规律的学问，它研究各种系统的共同特征，用数学方法定量地描述其功能，寻求并确立适用于一切系统的原理、原则和数学模型，是具有逻辑和数学性质的一门科学。系统论、信息论、控制论俗称老三论。

• **合理调整编制**

《药品管理法》明确规定："药品监督管理部门设置或者确定的药品检验机构，承担实施药品审批和药品质量监督检查所需的药品检验工作"。规定了技术监督是行政监督的重要技术依托和监管手段,是对药品进行有效监管的基础，也是监管科学性的物质保证。从公共事务管理职能的角度来考虑，食品药品检验系统作为药监部门依法实施监管提供技术支撑的单位，不仅具备相应的公共管理职能，而且是无收益的纯公益性单位，理应纳入公务员管理范围。

▶ 案例：　　　　广东省食品药品检验系统率先推行参公管理

　　广东省食品药品检验系统在全国首开先河，实行了参照公务员管理的模式，结合技术职称评定，很好地解决了食品药品检验系统发展道路上的很多困难和问题。如资金得到了保障，实验设施和条件得到极大改善，技术人员无后顾之忧；领导干部能够把主要精力用在谋划事业发展、人才培养和开展具有前瞻性的科研工作上。所以全国食品药品检验系统实行统一的依公管理（技术公务员制度），内部实行技术等级。这样做有利于巩固和发展食品药品检验队伍，从制度上解决食品药品检验事业科学发展和可持续发展的问题，从而更加有效的保障检验结果的公正性、客观性。

　　从一定意义上讲，没有超前的检验技术就没有科学的"四品一械"监管，将食品药品检验系统划归公务员管理，既能解决员工的后顾之忧，更能增强吸引力，吸纳更多人才充实食品药品检验队伍。当然，这是否会成为未来的趋势，是否与公务员及事业单位机构改革的初衷相悖，在此只是作为一种思考参考而已。

• 健全政策研究

中国食品药品检定研究院是国家食品药品监督管理局的直属单位，是国家检验药品生物制品质量的法定机构和最高技术仲裁机构，对全国食品药品检验系统建设具有领导和引领作用，对全国食品药品检验系统业务建设具有重要的领导职责。在中检院成立专门的政策研究室，对于全国检验机构的"系统性"政策解读与导向，具有大系统的意义，由此，对于促进我国食品药品检验事业的发展同样具有深远的意义。

• 加强业务指导

牢固树立"全国食品药品检验一盘棋"思想，不断强化三级食品药品检验系统的业务管理。中检院作为国家食品药品检验理论研究基地、高端人才聚集基地、技术设备研发基地、人才培养储备基地和检验权威检定评价基地，要切实加强对省市地州所的业务指导，将提升系统整体业务水平作为重要职责，整合国家食品药品检验专业人才建立专家库，组建科研团队开展创新理论研究，牵头承担国家级重点研究课题，对"四品一械"应急事件中的技术检验工作作出权威认定，承担省级食品药品检验所科室主任和地级所长的业务培训任务，并通过实施"五个一工程"（每年召开一次食品药品检验工作部署会，每年明确一个系统主题年活动，每年开展一次片区技术竞赛，每年组织一次岗位轮训，每年进行一次业务检查评比），有效提高业务指导、检查、帮建的质量。

省级食品药品检验所要切实履行好对地、区县所的业务指导职责，科学拟制调研帮建计划，明确帮建内容、重点、方法和目标，做到区分层次，重点帮建，通过定期检查督导，定期组织考评，定期开展轮训，切实提高基层所建设的质量。地级食品药品检验所也要加强请示报告，主动反馈工作，积极参与重大活动，真正形成指导到位、上下联动、交流顺畅、整体推进的工作格局。

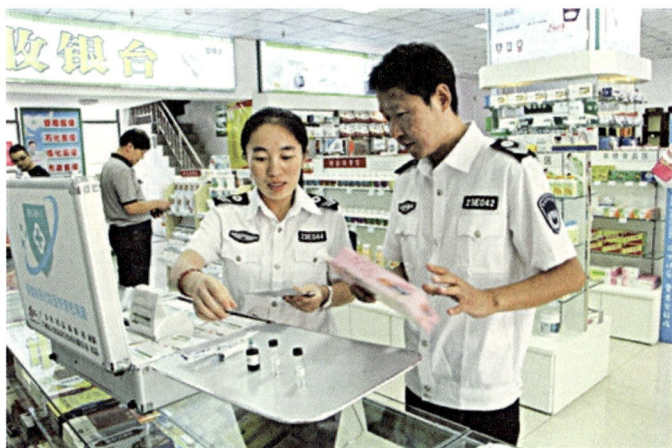

现场检验，现场分析

- **整合食品药品检验资源**

按照"资源整合、优势互补、换代升级、节约高效"的原则，由地方政府根据本地区的具体情况合理整合食品药品检验和质检的食品检验检测资源，制定食品检验检测设施配置计划，在避免重复投资的基础上，由地方政府安排专项资金，统一补充到位；由中检院根据国家药监总局指导意见，结合全国食品药品检验机构的具体职能制订各地区食品检验检测管理制度指导意见，地方食品药品检验机构根据指导意见结合本地区的实际情况制定具体的管理规程；最终，实现本地区（省市不交叉）所有食品检测机构人员、办公场所、设备统一管理，努力构筑优势互补、技术完备、人才雄厚、设备先进的食品检验检测体系。

今后一个时期，必须要在强化食品药品检验系统理论研究和塑造鲜明特色的系统文化上下功夫，科学凝练食品药品检验系统特有文化元素，形成独具特色的文化品牌，要把科学检验精神作为今后持久的价值取向和行为准则，不断学习、不断深化，确保食品药品检验系统在先进的文化熏陶下健康发展。

3. 系统化趋势推动检验创新发展

• 系统化建设与工作创新相得益彰

创新是源泉，创新是动力，创新是发展，创新是目标。加强食品药品检验系统全面建设，必须牢固树立创新意识，主动摒弃落后观念和固有模式，着力在思想观念、管理体制、能力建设和科技研发等方面，找准突破口，找到创新点，做到敢想敢做敢实践敢担当，真正以创新性的工作落实提高食品药品检验系统整体建设的规模和层次。把能力建设摆在突出位置。能力建设是系统建设的核心，人才是能力建设的根本。要紧跟"四品一械"监管现状，着力提高食药标准检验能力、监督检验能力、评价检验能力、应急检验能力、国家和省市所对下业务指导能力和基层食品药品检验机构依靠自身抓建设的能力。要加快人才培养步伐，通过送学深造、联合办学等形式，努力培养本系统高层次专业人才；要科学制订系统培训规划，分期分批实施岗位轮训，有效提高基层检验机构的领导能力、管理能力和业务建设能力；要注重实践锻炼，通过创设成才环境、搭建成才平台、参与课题研究、开展技术竞赛、表彰先进典型和参加重大活动等途径，及时发现人才，实践锻炼人才，多途径培养人才，真正建立目标一致、结构合理、梯次搭配、老中青结合、优势互补、技能互补的人才团队。

• 系统化建设与科技创新交相辉映

检验依靠科技，科技促进检验，没有先进的检验技术就没有科学有效的监管。要成立科研机构，建立科研队伍，制订科研规划，明确科研方向，完善奖励机制，形成系统管理、人人参与的良好氛围。要紧盯日趋严峻的食药安全形势，着眼"简便、快速、准确、高效"目标，集智攻关开展"四品一械"创新系统技术的研究，变被动为主动，提高检测的质量和效率。

- **系统化建设与信息化建设亦步亦趋**

信息化建设具有快捷、集成、高效、共享的特点，是提高食品药品检验系统质量建设的有效平台。要以中检院为龙头，尽快建立国家、省、地三级信息共享服务平台，集"四品一械"检验信息系统检索、检验资源、检验标准、检验质量、科研信息和工作动态为一体，设立"四品一械"检测数据库、药害事件案例库、应急排查方法库和应急检验资源库，实现网上资源共享、网上专家指导、网上经验交流和网上应急处置。

- **系统化建设与机构改革一脉相承**

食品药品检验系统的机构改革，重点要在理顺编制体制上下功夫，不断强化层次领导，切实以能力建设为重点的业务建设，努力形成统一管理制度，统一管理模式，统一检验标准，统一文化理念，建立全面系统科学有效的食品药品检验体系联动机制。

第五节 检验创新的全球化趋势

与各类技术科技产业相似，检验创新的全球化趋势如大江东去、明月西来势成必然。检验创新的全球化可在世界范围内更新核心资源，提高知识储备能力，增强核心竞争能力。然而，我国检验系统的创新模式不可全盘效仿跨国同行，具体实践中须结合中国国情与检验行业现状，以技术培训和资源利用为主，在电子信息系统和国际合作发展的基础上，推进部分示范级检验机构软件、硬件水平的提高。

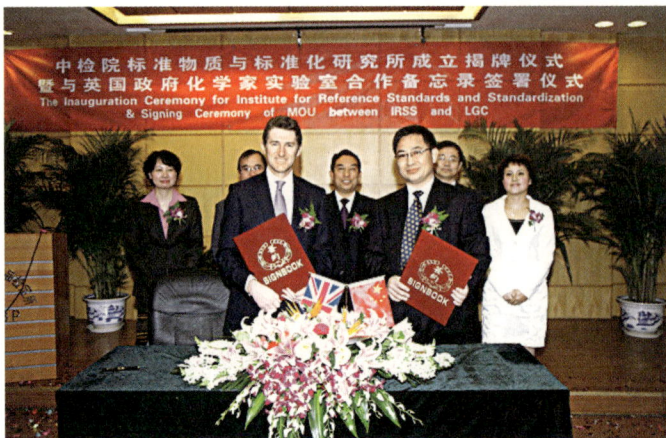

国际合作助推检验创新。中检院标准物质与标准化研究所与英国政府化学家实验室签署谅解合作备忘录

1. 第三方检验——全球化的"第三者"介入

检验创新的全球化趋势，是指食品药品检验行业有意识地追逐国际市场的行为体现。随着与国际交流的不断增多，我国检验工作在国际也渐露头角。参与WHO会议与各类国际专题会议及标准化会议、与先进国家及学术团体进行学术交流与学术访问，不断培养与提升领导和员工的国际化视野，充分利用可以得到的资源推动着检验创新的国际化发展。

值得一提的是，检验事业的国际化道路与建设具有中国特色的检验事业并不矛盾。掌握最先进的技术、培养第一流的人才、建设最强大的团队、应对最棘手的困难是共同的要求。建立具有中国特色的科学检验事业，在国际中彰显中国特色，不盲从，不动摇，不畏惧，保证我国科学检验事业根植于我国国情的土壤，开出灿烂的国色天香，并且在国际舞台上发挥应有的潜能与精彩的表现，为人间正道。

● 权威认证促进全球化发展

在检验创新的全球化进程中，我们尚处于初级阶段，部分检验方法与检验成果尤其是中药技术方面某些品种尚得不到国际认可，因此，权威机构与实验室的认证使我国检验水平得到国际认同，检验结果与质量被国际采纳，这正是"忽如一夜春风来，千树万树梨花开"。对于检验创新的国际化趋势无疑是一种帮助。

实验能力验证是指由权威机构按规定程序，利用实验室间比对来对检测机构的能力进行的考核和评价活动。药品、食品、保健食品、化妆品的质量监控往往依赖权威实验室的检测数据，如何监控这些实验室，如何保证这些实验室检测数据的准确可靠，实施能力验证计划就是一种直接有效、指标明确的评价手段。能够参加国际实验能力验证计划并获得满意结果既是对实验室能力建设的一种体现，也是检验创新融入国际化全球化的证明。

▶ **案例：　上海市食品药品检验所获得亚太实验室认可组织授权**

2011年4月，上海市食品药品检验所获得亚太实验室认可组织（APLAC）的正式授权，与中国合格评定国家认可委员会（CNAS）共同实施国际能力验证计划项目——"药物制剂有效成分含量测定"。这是国内药品检测实验室首次获得此项授权，此举不仅实现了国内食品药品检验领域"零的突破"，也是我国食品药品检验系统走上国际舞台的重要里程碑。

上海市食品药品检验所不满足于仅仅停留于参加能力验证计划，早在2005年，该所就已成为国家认可委食品药品检验领域首批能力验证组织实施机构，完成了从参加能力验证到实施能力验证的转变，并已连续多年获得国家认可委的授权，组织实施国家级能力验证计划，涉及药品检验领域多方面的检测能力。

第三方检验

第三方检验机构又称公正检验，指两个相互联系的主体之外的某个客体，我们把它叫作第三方。第三方可以是和两个主体有联系，也可以是独立于两个主体之外，是由处于买卖利益之外的第三方（如专职监督检验机构），以公正、权威的非当事人身份，根据有关法律、标准或合同所进行的商品检验活动。

链接 快检快筛——全球化的华尔兹舞步

快速检测技术是指采用简便、快速的方法对待测物进行检测，并迅速作出初步判断的一系列技术，多用于现场监控和初筛。在药品监管领域，WHO从20世纪80年代开始药品快检基础测试研究，用于真伪鉴别，但涉及的品种和方法极为有限。经过长期技术积累，我国的药品快检技术在科学检

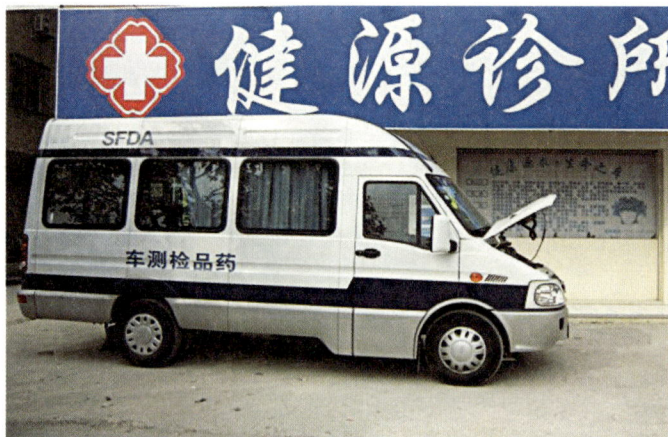

药品快检车在现场

验精神的引领下，以实践为基础，突出"创新"理念，通过思路创新带动技术创新，以技术创新影响管理创新，以管理创新形成新的思路，进而再推进技术创新，使快检技术不断向前发展。

　　快检车的研发，标志着我国快检技术新一轮发展的启动。2003年11月，经中国药品生物制品检定所牵头，全国多家药品检验机构参与，第一台具有中国自主知识产权的药品检测车研制成功，第一批车载快速检测方法同步应用。2004年4月至2005年12月，药品检测车先后在湖北、河南、安徽、四川、云南五省试运行，经权威专家鉴定，该技术达到"国际先进水平"。2006年2月以来，在国家和地方的大力支持下，400余辆药品检测车陆续配备到全国各地，一批经中检所培训的车载技术人员正式上岗。此后，快速检测技术在全国逐步推广，在基层药品监管工作中广泛应用，相关配套政策陆续出台。

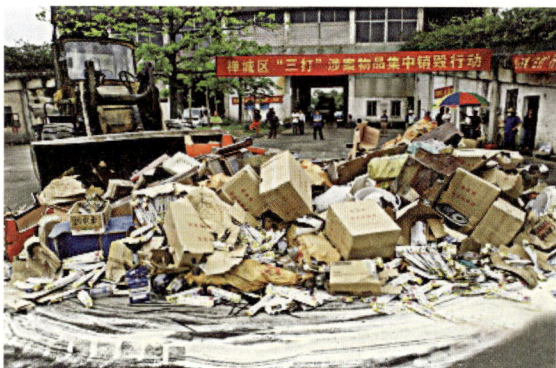

快检技术让更多假冒伪劣药品现形

　　2010年颁布的《国家药品安全"十二五"规划》明确提出，要"加快推进药品快速检测技术在基层的应用，配置快速检测设备"、"加强县级机构快速检验能力建设"。2012年底，国家局印发《关于加快推进药品快速检测技术研究与应用工作指导意见》，明确了快检工作指导思想、工作目标、主要任务、工作分工和保障措施。2010年和2012年，我国先后举办了首届和第二届国际药品快速检测技术研讨会，与众多国家食品药品监督管理官方代表和专家学者进行快检技术交流。美国、泰国、俄罗斯等国的监管部门专程来我国考察快检技术应用情况，并到基层了解快检车运行情况，同时也把我国的快检快筛技术引进到世界各地采纳使用。

十年来，快检技术的研究与应用，得到了各级政府的高度重视和社会各界的关注与认同，并在监管实践中发挥了重要作用，取得了丰硕的成果。快检技术在我国的研发与应用历程，正是食品药品检验系统"创新"精神的体现，也是加速检验创新全球化的典型例证。认真回顾并客观分析其发展历程，进一步探寻适合我国快检技术发展的方向，是监管的需要，也是我国检验创新与国际接轨乃至引领国际先进潮流的重要一环。

• 第三方检验推动检验创新全球化进程

国际上检验事业发展的趋势表现为第三方监管取得长足发展的态势。相比国外，第三方监管对于我国检验事业尚属短板，虽然有个别突出的机构，但仍是我们亟须改变的领域。

从国外来看，早在19世纪早期，就已涌现出检测企业的雏形，如法国的Bureau Veritas（必维国际检验集团）、瑞士的SGS（瑞士通用公证行）、德国的TüV（德国莱茵TüV集团）、美国的UL（保险商实验室）等。经过1个多世纪的发展，这些公司已成为全球检测行业的领航者。在美国、日本等国家和地区，对于产品质量的检验和监督包括了政府和民间两套系统。不仅政府检验系统在检测项目和标准上比我国更严格，而且民间组织的检测项目也更详细、结果更精确。前者按照法定项目检测，

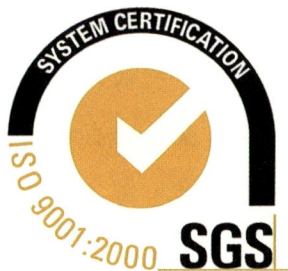
瑞士通用公证行

只需待检项目达标即可；后者则定期到市场上随机购买消费品，然后按照严格的程序和标准检验，并将检测报告刊登在每周一期的杂志上——很多家庭根据这本杂志来指导自己的消费。显然，这种民间组织的权威性和影响力是不言而喻的。

从国内来看，2005年加入WTO后，外资逐渐进入我国检测市场。国际检测机构在玩具、电子、陶瓷、纺织、食品等方面介入较早且发展相对成熟。如SGS的服务能力已覆盖农业、矿业、石化、工业、消费品、汽车、生命科学、农产品和食品等多个行业的上下游供应链。

▶ 案例：　　　　　　瑞士SGS成政府部门委托实验室

2008年"三聚氰胺事件"爆发时，SGS第一时间进入国家认可的三聚氰胺检测机构名单。事实上，当其他检测机构正忙于研究三聚氰胺测试方法的时候，SGS已从2007年美国"宠物毒饲料"事件开始了三聚氰胺的检测研究，仅在中国区就有多达50名研究人员，开发出涉及各类含蛋白质食品及饲料的三聚氰胺检测项目。SGS从2008年开始接受政府委托，目前已得到多个城市和地区相关政府部门的认可和委托，承担相应的食品检测业务。据悉，SGS可以提供理化、微生物常规检测及仪器分析等全面的食品质量与安全测试服务。具体的测试项目包括食品添加剂、营养标签、抗生素残留（兽残）、农药残留、水质、食品包材、重金属和元素、毒素、转基因及动物源性成分、过敏源、感官分析及实验室能力比对等。

SGS在一些项目的检测方面具有明显优势，如食品添加剂测试标准与项目齐全，测试方案非常准确；农药残留测试设备齐全、先进，可测试农药种类达500项，并且可根据客户需要制定农药残留测试包。由于SGS是独立的第三方商检机构，所以检测业务大多还是来自企业客户的委托。政府委托则是以日常监督抽验、专项检测、危机应对为主，检测项目以对政府能力补充性的为主，如新的化学性污染、基因鉴定等。上海市药监局曾在政务网发布《食品、化妆品检验检测机构公开遴选公告》，在规定时间内收到了22家检验检测机构的申报材料，SGS成为委托实验室之一。

目前，外资检测机构和民营检测机构主导第三方检测市场，而国有检测机构垄断限制性检测市场。在全国检测市场中，国有检测机构利用传统垄断优势占据了半数以上的市场份额；外资检测机构利用其成熟的市场运作经验及在出口贸易检测业务中的天然优势占据了三成以上的市场份额；民营检测机构起步晚，资本实力较小，经过几年的快速发展，市场份额接近一成。

面对日益激烈的市场环境，外资企业有强大技术实力及品牌，国有检测机构在某些方面有垄断性优势，民营企业的资本实力仍较弱。这些国际检测机构迅速占领国内市场，除了凭借其悠久的历史、广泛的知名度和认可度外，更重要的是我国依然属于出口大国，第三方检测机构在我国的发展在很大程度上受国外大买家的影响。由于社会性质、思维方式、做事方式以及"自我保护主义"等很多因素的影响，实话实说，国内的多数检测机构很难得到国外买家的广泛认可，国内检测行业的全球化发展在一定程度上也受到制约。

2. 中国欢迎您——检验创新的国际眼光

近年来随着我国社会、经济等各个方面的迅猛发展，加入WTO、WHO等国际组织，逐步发挥影响力，彰显我国综合实力的同时，也面临了诸多困境和挑战。在这个多元化发展的世界格局中，我国检验事业要想顺应时代潮流，跟上国际步伐，就必须充分了解我们所处的环境，抓紧机遇，应对挑战，具备国际眼光与国际视野，使我国检验能力不断增长、在国际舞台的影响力越来越大。

• **检验事业亟待解决"水土不服"**

目前，国际化趋势带给我们诸多机遇与挑战。与国际上先进发达国家的检测技术相比，国内外检验标准的不一致、我国检验方法的相对落后、检验技术的相对不成熟、先进仪器设备的数量有限、高精尖人才的缺乏、基层检验机构能力不足、地方监管不力等诸多原因，使得我国检测机构在国际化的道路上走了不少弯路，表现出或多或少的"水土不服"。

▶ **案例：** 我国科学检验国际化道路较曲折

欧盟《食品安全白皮书》发布了80多项保证食品安全的计划，要求生产方尽到保证食品安全的义务，并把对进口食品安全的个案处理转为全面禁止；残留量限量标准达到17000多项。2011年1月4日，美国签署《美国食品药品管理局食品安全现代化法案》，进一步提高并加强了进口食品的强制性技术标准和检验认证制度。2012年2月2日，欧洲药品管理局（EMA）发布了欧洲关于新的药品安全法案的执行计划。新法案进一步完善了向EMA提交药品风险管理计划书的程序，同时也要求药品经营权持有者提交定期更新安全报告。EMA还将与欧盟成员国合作建立一份药品目录，该目录中的药品需要额外监管。2007年7月11日，美国众议院通过了《处方药使用者费用法案》的更新草案。根据这项法案，FDA有权强制性要求制药公司对上市后产品展开研究，或者在药品出现新的安全性问题时要求对药品说明进行修改。在WTO的统一规则下，食品药品贸易的安全检测将越来越严格。因为在检测项目和标准上和发达国家差距较大，2011年我国出口的食品、蔬菜、水果就遭到了捷克、比利时、爱尔兰、丹麦、日本等多国的查封。

可以看出，我国检验事业的国际化并不是朝花夕拾的事情，也不仅是加入国际组织混个脸熟那么简单。在这个过程中，要想真正走上国际化道路，需要整个检验行业、食品药品检验体系从头做起，从根源做起，改变以往不符合发展的落后的检验思路与发展方向，改变视角，用国际化的眼光看问题，用国际上的高标准来严格要求自己，最终，将中国检验事业以更加完美的姿态推向国际舞台，展现中国检验事业的迷人风采。

检验机构和其他技术性、服务性行业一样，需要在自身发展的过程中不断更新知识，始终持有常常被模仿、从未被超越的核心技术资源。技术创新国际化可在世界范围内更新核心资源，提高知识储备能力。当然，我国检验系统本身的技术创新模式也不可全盘模仿抄袭跨国同行，具体操作中须结合检验行业现状，以技术培训和资源利用为主，在电子信息系统和国际合作发展的基础上，当然，发挥自身优势，对内独善其身，对外左右逢源，兼济天下。

⊙ 案例：　　　　　　　加强国际交流 提升检验水平

2011年，山东省药品检验所正式更名为山东省食品药品检验所，增加了餐饮服务环节食品、保健食品、化妆品检验检测职能，检验任务更加繁重。为提高专业技术人员检验能力，所内采取普遍培训和重点培养、在职培训和集中学习相结合等方法，组织专业技术人员积极参加各类培训。除此之外，还展开与美国药典会的交流合作，积极推荐本地制药公司标准提交登载美国药典（USP）标准各论，联合举办"良好药物包装规范"研讨会，并选派2名专业人员到美国药典会总部进行半年的交流学习。直至2011年年底，山东省食品药品检验所顺利完成新增的餐饮服务环节、食品、保健食品、化妆品检验任务。检验所被评为"省直机关职业道德建设十佳单位"和"省级文明单位"。

　　我国检验系统实施技术创新国际化有利于通过提升全球产业价值链中的地位来增强所有权优势。基础创新国际化模式的初探有利于吸纳国外高级研发人才，缓解当前我国高级检验人才匮乏的瓶颈；有利于捕捉世界科技发展前沿资讯，跟踪世界研究开发最新成果，整合全球信息资源；有利于便捷地利用国外先进的研发设备，获取东道国技术集聚所产生的外溢效应，形成一种良性动态的"干中学"机制，从而促进企业的知识技术积累，实现持续发展并获得长期竞争优势。

　　近年来，全国各级食品药品检验机构在中检院的引领下已经形成了一支坚实可靠的技术力量。面对人民群众对于食品药品安全的迫切诉求，以及国内国外激烈的市场竞争环境，迫使中国食品药品检验系统迅速形成合力，在不断提升自身能力的同时，转变思想观念，立足创新，着眼国际，充分发挥创新检验技术，做到技术创新与创新使用紧密相结合，真正体现"车之两轮，鸟之双翼"的态势。

　　立足国内市场，注重吸收国外资源。战略方面在技术和服务上与国际水平看齐，以国内研发为主，逐渐扩展与国外检验机构的项目合作。

在合作过程中实现技术转移，将国内软件、硬件条件打造成与国外技术检测、人才招聘、市场营销环境相适应的水平，在吸收先进技术的同时注重引进海归人才，实现从技术到人力资源的全方位接轨。

立足利用中心，注重外缘组织架构。以国内检验机构为研发中心，把握食品药品检验技术发展和服务项目的趋势，在海外合作机构进行培训的技术人员辅助研发，实现机构和机构之间的接轨。由国内进行决策，国外技术人员进行指导，相互协调，共同发展。

立足检验现状，注重海外强化体验。与国外若干先进检验机构建立合作关系后，积极拨款将员工送至国外进行短期培训或鼓励员工自费出国深造，或与国外高校进行联合培养。对检验高级技术人才的培养是检验事业长期发展的根本，是拓展检验业务，提高检验质量的关键，是促进机构转型的必备措施。

## 3.	"中国药检"品牌——检验创新的中国好声音

食品药品安全是重大民生问题，事关国家安全稳定，事关国家长远发展。食品药品安全问题是全球性的问题，并非中国独有。目前我国进入了食品药品安全问题高发期，对我国食品药品检验战线构成了很大的挑战。建立中国食品药品检验品牌不仅是危机公关的良方，更是安定民心促进发展国泰民安的长远有效的途径，必须高度重视，认真应对。在这场检验创新的风雨历程中，可以借鉴发达国家的相关经验。系统分析食品药品安全形势，从食品药品行业内部发展出发，结合国际创新发展需要，着力打造"中国药检"品牌。

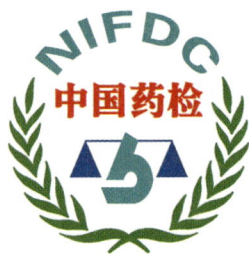

中国药检品牌LOGO

"中国药检"品牌的核心竞争力是让中国检验与人民群众建立一种全新的信任坚守，让老百姓明确、清晰地识别并记住中国药检的品牌，这就要求中国食品药品检验工作者必须闪亮登场凝神聚气发出中国好声音。

- ## 科学、独立、公正、权威的"中国药检"品牌

中国检验机构始终坚持"科学、独立、公正、权威"的质量方针，保持检验工作的独立性和权威性，不断巩固和提升检验工作的公信力。

在此前提下，创建中国药检品牌的实质就必须要在中国检验与人民群众之间建立一种全新的信任。以科学严谨的检验检测过程作为支撑和保障，其支持要素包括：技术支撑条件、硬件设施条件、技术服务领域、技术权威性、结果公信力、综合技术服务能力等，"中国药检"这一品牌承载着整个检验系统的综合技术实力和服务能力。创建"中国药检"的品牌，就是要不断提升检验机构的综合技术实力，确保所检验的结果经得起事实、法律和历史的检验；不断创新检验系统的服务能力，满足人民群众的安全需求。打造"中国药检"这一品牌的过程，就是整个检验创新的实践过程，而中国检验所蕴含的巨大感染力与强劲竞争力，正是检验创新所有价值的高度凝聚与集中体现。

- ## 事业恒久远，品牌永传承

从科技发展和创新的角度来讲，强势品牌是一个国家科技发展和创新的主要载体和执行者。树立"中国药检"品牌，有助于我国医药企业突破技术壁垒，走出国门，这就要求我们要建立规范的认证体系，通过规范的管理,提高质量管理水平,减少与规避质量风险。"中国药检"品牌的打造和建立将有利于参与全球检测市场竞争。增强市场对企业产品的信任,通过建立中国食品药品检验检测机构体系获得自己的产品质量认证

体系，可以从根本上提高食品、药品、化妆品、医疗器械"中国制造"的产品质量和美誉度。不但能够顺应政府管理部门和客户的需要，还能满足社会公众的需要以及我国对外贸易发展的需要。借助中国食品药品检验品牌开展食品药品检验认可体系认证，不但可以对食品药品认可质量体系做出的全面、公正的评价，反过来还能够进一步提高中国食品药品检验品牌的知名度，帮助公众对我们所从事的检测领域和检测项目树立信心，最终将有利于中国食品药品检验检测事业的发展，最终让"中国药检"金字品牌叫得响，并且永远传承下去。

- **中国检验创新的好声音**

"中国药检"品牌战略思想可分为四个层次：一是"中国药检"品牌的基础是把好公众饮食用药用械安全关，捍卫百姓的健康生活，增强民族自信心，自豪感。二是"中国药检"品牌的作用是用权威过硬的检验技术打破发达国家设置的重重技术壁垒，帮助我国医药企业占领更广阔的市场。三是"中国药检"品牌的目标是用严格、有效的中国标准控制在中国大地上流通的各国产品，为民族食品、药品、医疗器械产业发展打造安全屏障。四是构筑中国的现代化食品药品安全"多维"保护体系，妥善解决中国食品药品安全和防护问题，是中华民族的大国安全战略。

"中国药检"品牌是百姓健康的盾牌，是国家食品药品安全的屏障，是危机时刻四两拨千斤的内功。中国食品药品检验工作者要始终保有民族忧患意识，以医疗安全和人民健康为己任。在实现中国检验品牌的整体战略目标指导下，一以贯之、孜孜不倦地践行科学检验精神，"中国药检"品牌必将铸就苦难辉煌，必将化作凤凰涅槃、浴火重生，"中国药检"必将为实现中国梦而唱响中国好声音！

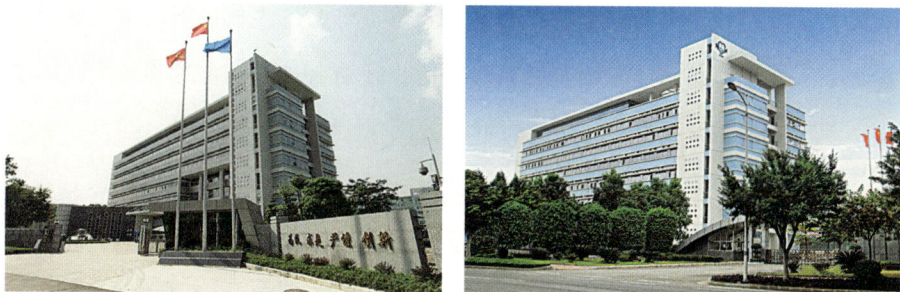

广东省医疗器械质量监督检验所综合实验大楼。近年来，该所通过不断创新发展，面貌焕然一新，综合检验实力走在全国前列

讨论材料

树立科学检验理念 打造"中国药检"品牌

对于检验机构来讲，其根本的性质是一项服务，所以服务创新应该是第一要务。改革被视为发展的主要推动力，创新也是发展的至关重要因素。创新是以新思维、新发明和新描述为特征的一种概念化过程。而服务创新就是要使潜在客户感受到不同于从前的崭新内容，是一些新的设想、新的技术手段转变成新的或者改进的服务方式。让创新成就品牌，把握好检验系统的服务创新，才能打造好"中国药检"这个品牌，保证检验机构的持续发展。

面对着中国入世后贸易限制的逐步取消，中国产品在进入国际市场过程中会面临许多问题，事实上，在竞争对手云集的市场中，中国现有的检验体系却已经无法满足国际贸易的需求，难以与国际知名检验机构相抗衡。一方面，现有的检验机构仍然无法满足广大企业技术进步的要求。企业在生产过程中经常会遇到新原料、新产品，往往没有现成的标准可以参照。现有的标准和检验机构由于与企业相对脱钩，难以适应企业多变的技术需求。另一方面，中国现有的检验体系主观上没有真正认识到商业检验的机遇，基本满足于现状，更多扮演着政府技术支撑职能的角色，主动开发国际商业检验权威性的国内机构寥寥无几。改革被视为发展的主要推动力，创新也是发展的至关重要因素。对于中国的检验机构来说，唯有创新，才能破解这些技术性贸易壁垒，唯有创新才能不断提升服务能力，才能打造好"中国药检"这一品牌，进而提升"中国药检"的国际影响力。

创新是以新思维、新发明和新描述为特征的一种概念化过程。它起源于拉丁语，原意有三层含义，即更新、创新和改变。所以一方面，创新可以是经过不断研究不断实验而形成的新的技术或者方法，另一方面，创新也可以是打破一种格局，创造一种新的格局，以最有效的策略向现有的规则挑战。树立科学检验理念，打造"中国药检"品牌，对于检验机构来讲，科学技术是第一生产力，首先要通过技术创新不断提高自己的检验检测能力，只有由跟踪模仿为主转向制定自主核心技术，由系统性不强转向研发重点专项技术，检验机构应才具有分析生产工艺和帮助企业解决质量问题的能力。此外，检验检测的根本性质是一项服务，所以服务创新也应该是改革要务，服务创新就是要使潜在客户感受到不同于从前的崭新内容，是一些新的设想、新的技术手段转变成新的或者改进的服务方式。检验机构应该把注意力集中在对顾客期望的把握上，把无条件服务的宗旨与合理约束顾客期望的策略结合起来，把组织硬件建设与组织文化结合起来，扩大服务种类，提高服务效率，逐步提高我们的竞争优势，最终成就我们"中国药检"品牌效应。

所以说"中国药检"这一品牌凝聚了检验系统各个方面的创新成果，作为一种无形的资产，它正是检验创新的价值体现。

　　科学检验精神从一开始片言只语、字斟句酌的推敲提出，到全国食品药品检验系统的全面学习贯彻；从22个科学检验精神子课题的竞争遴选，到科学检验精神丛书的领衔编写，历时3年多，牵手全国300多家省市食品药品医疗器械检验机构，经历了播种、萌芽、吐绿、开花、结果的漫长过程，其精华终于凝练成《科学检验精神丛书》，点点滴滴记录下食品药品检验工作者从对科学检验精神内涵地领悟到检验实践的心路历程。

　　本书是《科学检验精神丛书》之《创新篇》。是丛书的收官之作，也是圆梦之作，试图反映当前我国食品药品检验创新的理论思考和大胆实践，其中也汇聚了全国食品药品检验工作者的智慧和力量。《创新篇》立足科学检验精神，以创新理论为框架，结合中国药检60年的检验创新实践，将"检验创新"的理念贯穿始终，按照由实践引发出理论，再以理论指导实践的思路，从"检验创新"到"创新检验"再回归到"检验创新"，实际上也是一个圆梦的过程。重点阐述了检验创新的实质与内涵、重要性与必要性、组成与路径、保障与管理以及对未来创新驱动发展大趋势的展望。

　　在编写体例上，理论、案例、链接、小贴士、图片、表格等多种表现方式相结合，在行文上力求逻辑严谨，深入浅出，通俗易懂，在篇幅上收放审慎，有张有弛，既铺垫基石，又展现精华，在编排上力求图文并茂，清新明朗，在内容上举一反三，触类旁通，旁征博引，集理论性、思想性、实践性和可读性于一体，追求独创与融合，以企成为我国食品药品检验创新理论与实践的交集、思想火花的碰撞与燎原。

本书的编写凝聚了十多位各级领导、专家学者和检验工作者的汗水心血。中国食品药品检定研究院作为丛书的总主编单位，领导们在丛书总体设计、组织策划、综合协调、理论点拨等方面给予分册鼓励鞭策和支持指导。中检院李云龙同志、李波同志、王云鹤同志多次亲自过问分册的编写情况，提出具体的意见和建议，李云龙同志还逐页逐段对创新篇进行修改和完善。丛书编写专家组成员中检院办公室高泽诚副主任、深圳食品药品检验所鲁艺所长对创新篇写作的每一稿都提出了具体的指导性修改意见，使创新篇分册编写质量不断提升。

广东省医疗器械质量监督检验所作为分册的主编单位，集结了全国十多个食品、药品、医疗器械检验一线的主要领导、资深专家和检验技术工作者，从前期调研、整体框架、具体写作到完善校对，五易其稿，反复修改，走过了艰辛的写作历程，做了大量卓有成效的工作。其中，原新疆维吾尔自治区食品药品检验所高彬所长、甘肃省医疗器械检验所杨涛所长对分册进行了全面审核，中国食品药品检定研究院杨振副所长、广东省医疗器械质量监督检验所王培连总工程师、海南省药品检验所王巨才副所长、江苏省医疗器械检验所张宜川副所长对分册进行了技术把关；广东省医疗器械质量监督检验所黄珊梅、徐红蕾作为分册的责任主编，高度负责，在具体编写和组织协调方面做了大量卓有成效的工作，浙江省医疗器械检验院郑建、新疆维吾尔自治区食品药品检验所耿晓东、甘肃省食品药品检验所何英梅、湖北省食品药品监督检验研究院罗震均等均积极参与了具体编写工作。中国食品药品检定研究院办公室对本书的写作全过程高度关注，并提供了大量珍贵的药检历史资料和详实的案例；中山大学卫生经济管理学院陈少贤教授团队作为分册的特邀专家团队，在分册的理论和内容全面把关和提升；天津市食品药品检验所邵建强所长率其团队为分册进行细致的修改和深度润色。特此鸣谢！

由于编写时间等的关系及限于编者水平，书中疏漏难免，不妥之处，敬请各方批评指正，以待修订再版之时继续补充完善。编书的过程也是对"科学检验精神"再学习和再提升的过程。随着编写工作的逐步推进，我们对"科学检验精神"的真谛和精华的认识和理解也与时俱进、与日俱增。因此，虽然书稿已告完成，但对检验创新理论的研究和追求并未停息，可谓检验创新恒久远，"中国药检"品牌永传承。

精神指导实践，创新成就未来。希望本书能成为检验领域领导决策的参考、检验工作者创新的建议、检验入门者的工作指引，也愿意成为广大检验工作者打破思维定式和思想桎梏的砖头。衷心希望广大食品药品检验工作者在科学检验精神的引领下，以为民为基石，以求是为准则，以严谨为风尚，以创新为灵魂，适应新常态，凝聚中国力量，实现中国梦，为保障人民群众饮食用药安全做出新的更大的贡献！

郑彦云

2014年12月

参考文献

[1] 德斯勒加里. Human Resource Management [M]. 北京：中国人民大学出版社，2002.

[2] 郭传杰. 创新改变世界 [M]. 北京：科学出版社，2012：204.

[3] 艾特略. 创新管理 [M]. 上海：上海财经大学出版社有限公司，2012：504.

[4] 傅进军. 创新人才培养的教育环境建设研究 [M]. 北京：科学出版社，2012：136.

[5] 朱晓姝. 创新型人才激励机制研究——基于心理契约的视角 [M]. 北京：中国经济出版社，2013.

[6] 彼得·德鲁克. 创新与企业家精神 [M]. 北京：机械工业出版社，2009：232.

[7] 王仰东. 服务创新与高技术服务业 [M]. 北京：科学出版社，2011：397.

[8] 周立与. 公共卫生事业管理 [M]. 重庆：重庆大学出版社，2003：506.

[9] 吴晓松. 国家创新体系与企业创新研究 [M]. 北京：社会科学文献出版社，2013：268.

[10] 王云芳. 科技企业的创新激励机制研究 [M]. 北京：中国社会科学出版社，2008.

[11] 詹·法格博格，戴维·莫利，理查德·纳尔逊. 牛津创新手册 [M]. 北京：知识产权出版社，2009：621.

[12] 陈洁. 卫生技术评估 [M]. 北京：人民卫生出版社，2008：310.

[13] 熊澄宇. 新媒介与创新思维 [M]. 北京：清华大学出版社，2001：412.

[14] 李友梅，周雪光. 组织管理与组织创新 [M]. 上海：格致出版社，上海人民出版社，2008：495.

[15] 孙洪敏. 创新思维 [M]. 上海：上海科学技术文献出版社，2004.

[16] 许祖范. 创新意识的研究及其应用 [J]. 政工研究动态，1998，(16)：7-8.

[17] 艾明晓. 沟通式绩效评价 [J]. 企业管理，2014，(01)：76-79.

[18] 李云龙. 关于加强食品药品检验检测能力建设的思考 [J]. 中国食品药品监管，2011，(08)：23-26.

[19] 蓝翁驰，许伟. 国家医疗器械技术审评信息系统建设之思考 [J]. 中国药物警戒，2013，10 (6)：341-343.

[20] 李云龙. 弘扬"为民、求是、严谨、创新"的检验精神 [J]. 中国医药报, 2012.

[21] 吴绍棠, 龙玎, 夏天. 绩效管理的变革与创新研究 [J]. 湖北经济学院学报, 2014, (01): 83-88.

[22] 张强. 浅论医疗器械检验的风险管理 [J]. 当代医学, 2013, (28): 16-17.

[23] 吕泉福. 浅谈我国第三方检测机构的现状和发展 [J]. 检验检疫学刊, 2011, 21 (3): 13-15.

[24] 陈美凤. 浅谈药品检验事业的科学发展 [J]. 生物技术世界, 2012, (11): 18.

[25] 肖树雄. 浅析知识产权保护视野下的药检所科研管理 [J]. 中国药师, 2009, (05): 658-660.

[26] 胡宇, 徐凤花, 张永忠. 生物转化的研究进展及在食品医药领域上的应用 [J]. 农业工程技术:农产品加工业, 2008, (1): 12-15.

[27] 李洪斌. 食品检验技术及存在的问题探究 [J]. 中国新技术新产品, 2012, (5): 244.

[28] 张朝华, 徐菁菁. 事业单位改革的关键:结构调整与体制创新 [J]. 湖北教育学院学报, 2005, 22 (2): 131-133.

[29] 夏玉成. 试论能力、科研、文化相结合的药检发展之路 [J]. 中国药事, 2010, (04): 367-368, 377.

[30] 翁亚仁, 葛恩慈. 试论药检所的业务管理 [J]. 中国药事, 1997, (01): 42-43.

[31] 杜旌, 徐珏. 团队创新氛围:以团队水平促进个人创新 [J]. 科技进步与对策, 2010, (02): 150-152.

[32] 杨洋, 王莉, 卢剑. 我国化妆品检验技术现状及发展趋势 [J]. 日用化学工业, 2013, (01): 68-72.

[33] 冯海, 王炎军. 我国医疗器械产业技术创新体系探析 [J]. 新西部: 下旬·理论, 2012, (1): 69-70.

[34] 周娴. 新时期企业行政管理的问题分析与创新思路 [J]. 科技与企业, 2013, (07): 55.

[35] 陈为, 李健. 药检机构信息化建设与质量管理工作的融合 [J]. 中国药事, 2013, (09): 913-918.

[36] 庞璋帆, 罗震钧, 涂婕. 药检云计算平台构建及大数据挖掘研究 [J]. 软件导刊, 2013, (09): 128-130.

[37] 郭峻. 质检机构的风险管理与防范 [J]. 现代测量与实验室管理, 2011, (06):

60-62.

[38] 张耀武，吕岩，杨悦. 质检机构检验风险管理与防范及风险责任赔偿初探［J］. 现代测量与实验室管理，2010,（04）：49-51.

[39] 任洁华. 质量技术监督事业单位体制改革研究［J］. 中小企业管理与科技，2010,（6）：41-42.

[40] 潘宏筠. 中国食品市场秩序混乱的成因与对策［J］. 经济与管理，2005, 19（11）：93-95.

[41] 杨晓芳. 中国医疗器械检验机构现状与发展［J］. 中国医疗器械杂志，2014,（01）：57-60.